常见脾胃病
中医外治法

梁谊深
周晓玲
主编

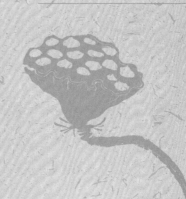

湖南科学技术出版社

·长沙·

《常见脾胃病中医外治法》编委会

中医外治疗法是祖国中医学的重要组成部分，其理法并举，源远流长，与中医内治疗法可谓珠联璧合，相得益彰。中医外治疗法，这支随着中医的兴盛与发展而绽放的杏林奇葩，自《黄帝内经》奠定中医辨证理论基础以来，历经几千年无数医学先贤的刻苦实践和充实发展，形成独具特色、内涵丰富的中医理论体系，因其具有历史悠久、操作简便、方法独特、疗效显著、适用面广、安全可靠等特点，所以倍受历代医家普遍重视而广为采用。正由于此，它不仅对我国人民群众防治疾病有着重要义，而且早已蜚声海外，为世界人民的保健事业做出了贡献。

柳州市中医医院脾胃病科，自 2002 年成立起，在科室历任科主任的带领下，继承与发扬祖国传统医学，学经典，用经典，学术氛围浓厚，尤为重视中医外治疗法在脾胃病及治未病领域的临床实践与总结。建科至今，我科不断秉承祖国医学中医外治疗法的精髓，同时吸纳民间疗法的精华，集众家之长，开展、改良、创新了指针疗法、子午流注针法、灵龟八法、穴位埋线疗法、穴位注射法、穴位自血疗法、穴位贴敷疗法、灸法、循经闪罐疗法、药线点灸疗法、中草药蒸汽疗法等十大类 40 余种中医外治疗法。开创了脾胃病与治未病相结合的内病外治新局面，深得国内业界同行的认可。

在历史发展的长河中，对中医外治疗法的记载，中医诊疗典籍汗牛充栋，但只是大量散见记载；现代期刊文章浩若烟海，但对于治疗方法可谓见仁见智。在临证时怎样选择最适宜的治疗方法，怎样取得最佳疗效，往往让许多医生惶惶然不知所以。有鉴于此，我科外治团队总结了建科十余年来在中医外治疗法运用方面的临床经验，编写了《常见脾胃病中医外治法》。希望有利于祖国传统医学的继承与发扬，有利于中医外治疗法的临床教学与传承，有利于中医外治疗法在社区卫生服务体系中推广，最终让广大老百姓受益。

全书详细地介绍了我科十大类 30 余种脾胃病及治未病学科常用中医外治疗法的起源与发展、主要特点及作用、操作流程、适应证、疗程、注意事项、意外情况及处理等。以法为纲，以病为目，分述了吐酸、胃脘痛、胃痞、腹痛、便秘、泄泻、呃逆、不寐等常见脾胃病中医外治法优化临床施治方案，我们力求内容全面、条理清晰、论述朴实、着眼临床实用。

由于编者水平有限，时间仓促，书中难免有不妥之处，敬请广大同行谅解并提出宝贵意见。

编者

（一）何谓中医外治疗法

中医外治疗法是我国中医药宝贵遗产的一部分，是祖国医学的重要组成部分，是利用自然环境中的各种因素和物质来激发人体抗病驱疾以提高康复能力，有独特的理论体系，在历代的中医文献中大量地散见记载，并在民间广泛流传。中医外治疗法，又称中医内病外治疗法，它与中医内治疗法相辅相成，协同增效。

（二）中医外治疗法的源流与发展

中医外治疗法其渊源虽已难稽查，但从可供查验的历史资料、文献记载、出土文物及社会发展规律等探索来看，中医最早的治病方法就是外治法。茹毛饮血的远古时代，人们用药草热熨祛寒，敷涂疮口开端，到清代外治专著《急救广生集》、《理瀹骈文》的出现，中医外治经历了形成、发展及渐趋成熟的过程。

《五十二病方》，是我国迄今为止发现最早的医方书，全书共载 283 方，其中外治方达一半以上，有洗浴浸渍、熏蒸热熨、角法（拔火罐）、按摩、灸等外治法。《黄帝内经》作为最早的医学典籍，亦非常重视外治法的应用。如《素问·玉机真藏论》曰："痹不仁肿痛…可烫熨 及火灸刺而去之""可按、可药、可浴。"如《素问·阴阳应象大论》曰："其有邪者，渍形以为汗。"这些均是运用渍法、熨法、浴法、刺法、灸法等外治法治疗疾病的记载。

晋代皇甫谧《针灸甲乙经》的问世，标志着外治法中的针灸疗法理论体系已趋完善。

到了汉代以后，张仲景的《伤寒论》《金匮要略》、巢元方的《诸病源候论》、孙思邈的《千金要方》《千金翼方》、王焘的《外台秘要》等均广泛应用外治疗法治疗各种疾病，内容相当丰富。

（三）中医外治疗法治疗胃肠病的优势及特点

1. 中医外治疗法的认识与理论

中医对脾、胃、大小肠的生理病理有系统的认识与理论，对胃肠系统疾病的防治具有丰富的经验和独到之处。这些理论和经验的形成与发展经历了一个相当长的历史时期。《黄帝内经》奠定了中医胃肠病的理论基础，列有《太阴阳明论》《阳明脉解》《刺法论》《灵兰秘典论》《六节藏象》等诸篇论述脾、胃、大小肠的生理、病理及其证治等，将脾、胃、小肠、大肠的生理功能论述如下：

- 脾主运化，脾主升清；
- 胃主受纳、腐熟水谷，胃主通降；
- 小肠主受盛化物，泌别清浊；
- 大肠主传化糟粕。

汉代张仲景《伤寒杂病论》，把《黄帝内经》的有关理论与临床实践紧密结合起来，确立了中医胃肠病的辨证基础。而中医胃肠病中医外治疗法是以经络系统作为理论基础，通过望、闻、问、切，四诊合参的方法，探求病因、病性、病位、分析病机及人体内五脏六腑、经络关节、气血津液的变化、判断邪正消长，进而制定"补、泻"等治法，使用中药、针灸、推拿、按摩、拔罐、刮痧、气功、食疗等多种治疗手段，使人体达到阴阳调和而康复。

2. 中医外治疗法的特点

- 疗效显著、收效迅速；
- 易学易用、容易掌握；
- 安全可靠、副作用少、患者易于接受；
- 经济简便、操作简单、易于推广；
- 可以弥补内服汤药疗效的不足。

（四）中医外治疗法的应用原则

吴师机曰："外治之理，亦即内治之理，外治之药，亦即内治之药，所异者法耳。"故中医外治疗法亦遵循整体观念及辨证论治原则。

（五）中医外治疗法的辨证纲要

中医外治疗法，与中医内治疗法的辨证纲要是一致的：

- 八纲辨证；
- 脏腑辨证；
- 经络辨证；
- 三焦辨证。

但中医外治疗法的辨证纲要侧重于经络辨证。

（六）中医外治疗法的作用

- 协调脏腑、平衡阴阳；
- 疏通经络、调和气血；
- 补虚泻实、扶正祛邪。

（七）外治疗法的理论基础

1. 脏腑-经络-腧穴理论

《素问·调经论》曰："五脏之道，皆出于经隧。"《灵枢·海论》曰："夫十二经脉者，内属于脏腑，外络于肢节。"明确指出脏腑—经络—腧穴之间的密切关系。故十四经穴，不仅具有主治本经病症的作用，而且能反映十四经及其所属脏腑的病症。

2. 皮部理论

根据中医经络理论，皮部是十二经脉在皮肤的分区，它具有局部性和整体性两种作用，皮部对外界的变异具有调节和适应的功能，起着保护机体、抵御外邪的作用，由于皮部通过经络沟通和联系脏腑，且他们之间相互影响，故疾病可以由表入里，也可以由里出表，因此刺激一定穴位、部位，便可以通过皮部—孙脉—络脉和经脉，起到调整脏腑虚实、调和气血、通经活络，平衡阴阳的治病作用。

3. 脊背精气理论

中医学认为，脊背为五脏六腑阴阳之会，精气之注，经络气血之总归，也是督脉循行之主干。督脉属脑络肾，为阳脉之海，贯通四肢百骸。背部两侧为足太阳膀胱经，五脏六腑的腧穴都在背部，同时脊柱两侧又有华佗夹脊穴，膀胱经出脑后夹脊下行，其上布有各个脏腑相应的腧穴。

4. 腧原穴理论

《灵枢·九针十二原》曰："五脏有疾也，应出于十二原，十二原各有所出，睹其应而知五脏之害矣。"《灵枢·九针十二原》曰："以上下所出为井、所溜为荥、所注为腧、所行为经、所入为合。"明确了经气由所出的涓涓细流汇成湖海而深入脏腑的部位。《灵枢·顺气一日分为四时》曰："经满而血者，病在胃，及以饮食不节得病者，取之于合。"说明脾胃病的诊断治疗可从腧原穴着手。

（八）我科中医外治法的特点

我科秉承了祖国医学中医外治疗法的精髓，同时吸纳新兴的外治疗法精华，集众家之长，改良、创新、发展了指针疗法、子午流注开穴法、注入式穴位埋线疗法、穴位贴敷疗法、各式灸法、穴位注射疗法、中草药蒸汽疗法、自血疗法、火针疗法、拔罐疗法等十大类30余种中医外治疗法在内科及治未病领域的广泛应用，开创了脾胃病内病外治的新局面。在辨证论治上，结合患者的体质因素，科学运用中医外治优化组合方案，以便提高临床疗效、充分发挥中医外治疗法的疗效优势，进行疗效的观察与评估，促进这30余种中医外治疗法在各级医疗机构的推广运用。

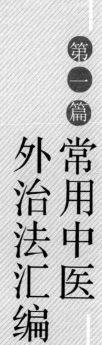

第一篇 常用中医外治法汇编

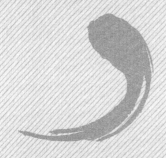

第一章　针法类

一、背俞指针疗法

（一）起源与发展

背俞指针疗法是患者在适当的体位下，医生用棉球蘸取适量配制好的药酒涂抹于患者相应的背俞穴上，并根据患者的体质、病情及穴位特点等施以不同的补泻手法来治疗疾病的方法。

指针疗法又称手指点穴法，该疗法在我国源远流长，《素问·举痛论》曰："寒气客于肠胃之间，膜原之下，血不得散，小络急引故痛，按之则血气散，故按之痛止。"这是指针疗法的最早解释。点穴疗法，是祖国医学的一项宝贵遗产，是我国劳动人民在长期与疾病作斗争中逐渐总结认识和发展起来的，在祖国医学几千年的医疗实践中验证了其独特的治疗效果。

背俞指针疗法在传统指针疗法的基础上，运用药酒外擦穴位，配合按摩刺激，促进药物经皮肤吸收以提高疗效。尤其在治疗胃食管反流病（GERD）等功能性胃肠病方面取得显著疗效。

（二）背俞指针疗法主要特点和作用

1. 主要特点

（1）该疗法以手指代替针刺，安全无创，患者依从性强，适用人群广泛。

（2）适应证广泛：大部分针刺能够治疗的病症，都可以用指针代替治疗。

（3）该疗法对内科痛证疗效尤为迅捷、显著。

（4）配合药酒增加了药物作用，可提高疗效。

2. 主要作用

（1）协调脏腑、平衡阴阳。

（2）疏通经络、调和气血。

（3）补虚泻实、扶正祛邪。

（三）背俞指针疗法的作用机制

1.《素问·举痛论》曰："寒气客于肠胃之间，膜原之下，血不得散，小络急引故痛，按之则气血散，故按之痛止。"这是指针治痛原理的最早解释。《肘后方》曰："治卒腹痛，拈取脊骨皮深取痛引之，从龟尾至顶乃止，未愈更为之。"表明以指代针治疗急病、痛证等，故对于胃肠急慢性疼痛性疾病有着较好的治疗作用。

2. 背俞穴位于背腰部足太阳膀胱经第一侧线上，是脏腑经气输注于背腰部的腧穴，故背俞穴可以治疗与其相应脏腑的病证。刺激相应的背俞穴如：肝俞、胆俞、脾俞、胃俞、大肠俞、三焦俞、小肠俞等穴位可治疗肝胆脾胃肠等相关疾病。

3. 配合涂擦以辨证分型拟定的中药药酒，可使药物通过局部皮肤渗透入穴位以加强疏经活络、行气止痛等功效，具有增强疗效的作用。

（四）背俞指针疗法的手法与操作流程

指针治疗操作手法的正确运用，是指针疗法治疗疾病的关键。临床常用的指针手法主要有：点按法、按揉法、弹拨法。

1. 点按法

点按法是点法、按法的单式手法及复合手法的运用方法（图1-1）。

（1）点法：用指端或屈曲的指间关节部着力于施术部位，持续地进行点压的方法。临床以拇指点按法常用。

（2）拇指点按法：以拇指螺纹面着力于施术部位，余四指张开，置于相应位置以支撑助力，腕关节屈曲 40°～60°，拇指主动用力，垂直向下按压。

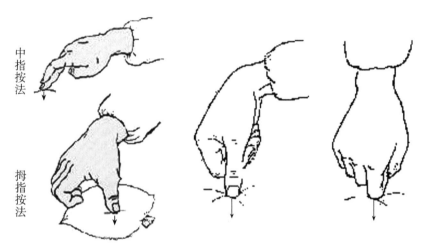

图 1-1　点按法

2. 按揉法

按揉法是由按法与揉法结合而成，包括拇指按揉法和掌按揉法。背俞指针疗法主要运用拇指按揉法。拇指按揉法：以拇指螺纹面置于施术部位，余四指置于其对侧或相应位置以助力，拇指主动施力，进行节律性按压揉动（图 1-2）。

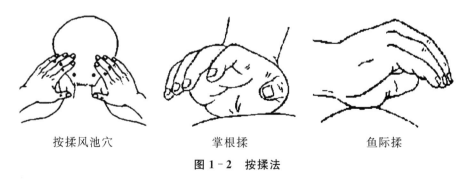

按揉风池穴　　　　　掌根揉　　　　　鱼际揉

图 1-2　按揉法

3. 弹拨法

弹拨法是在拨法的基础上，施以弹动之力，拨而弹之，弹而拨之。包括拇指弹拨法和示指弹拨法。背俞指针疗法主要运用拇指弹拨法。拇指弹拨法：将拇指端置于施术部位，余四指置于其对侧以助力。沉肩、垂肘、悬腕，将着力的拇指置于肌间隙或肌肉韧带的起止点处，拇指主动发力，腕关节微微旋转并轻度摆动，用力由轻而重，速度由慢而快地拨而弹之，有如拨弦弹琴。（图1-3）

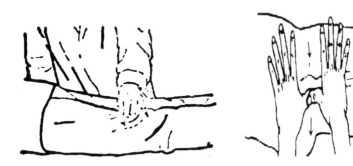

图1-3　弹拨法

举例一：背俞指针疗法治疗胃食管反流病的操作流程：

（1）医生详细询问患者病情，对患者的病情进行治疗前评估，把握好适应证。

（2）四诊合参并进行经络诊查，制定穴位处方。

（3）医生向患者阐明治疗的目的、过程，以期配合。

（4）患者安静休息15分钟以后，取俯卧位，医生立于患者的一侧，充分暴露患者背部，在穴位局部（双肝俞、双胆俞、双脾俞、双胃俞）涂抹药酒后，施以手法（先予点按1分钟，再按揉1分钟），自上而下，左右交替，每个穴位施手法2分钟，对有明显反应（如酸、麻、痛感、舒服感，或穴位处可扪及条索、结节等阳性反应物）的穴位可重点治疗，手法时间可延长1~2分钟，频率为120~160次/min，力度以患者耐受为度，由轻到重，逐渐深透。

（5）手法操作要遵循有力、柔和、持久、深透的基本要求，注重力度运用与手法技巧相结合。

（6）治疗后对患者进行评估，并交代患者治疗后的注意事项。

（五）疗程

每日 1～2 次，每次操作 15～20 分钟，2 周为 1 个疗程。

（六）背俞指针疗法的适应证

背俞指针疗法的适应范围相当广泛，对内科、外科、妇科、儿科等多科疾病有着显著的疗效。

1. 消化系统疾病

对功能性胃肠病、慢性胃炎、慢性肠炎、消化性溃疡、慢性肝炎、慢性胆囊炎、脂肪肝等消化系统疾病的症状改善有着显著疗效。

（1）胃食管反流病引起的烧心、反酸、反胃、咽喉异物感、胸骨后疼痛或烧灼不适等症状。

（2）功能性消化不良引起的上腹痛或不适、胀满、早饱、嗳气等症状。

（3）功能性便秘引起的顽固性便秘。

（4）肠易激综合征引起的腹痛、腹胀、排便习惯和大便性状异常等。

（5）急性胃炎、慢性胃炎或消化性溃疡引起的胃胀、胃痛、呃逆嗳气、泛酸反胃、恶心、呕吐等症状。

（6）急性肠炎、慢性肠炎引起的腹胀、腹痛、腹泻、便秘等症状。

2. 呼吸系统疾病

对支气管炎、支气管哮喘等呼吸系统疾病有显著疗效。

3. 循环系统疾病

对原发性高血压、冠状动脉粥样硬化性心脏病（冠心病）等循环系统疾病有显著疗效。

4. 五官科疾病

对慢性鼻炎、变应性鼻炎（过敏性鼻炎）、神经性耳鸣、耳聋等五官科疾病有显著疗效。

5. 妇科疾病

对月经失调、痛经等妇科疾病有显著疗效。

6. 儿科疾病

对腹泻、疳积、便秘、遗尿等儿科疾病有显著疗效。

（七）注意事项及禁忌证

1. 注意事项

（1）久病虚弱者施用指针时手法宜轻柔、和缓。

（2）注意背部保暖，预防感冒。

（3）医者指甲应剪短，以免伤及皮肤。

（4）治疗后4小时方可淋浴。

2. 禁忌证

（1）精神极度紧张或体质极度虚弱不能耐受者。

（2）过度饥饿、过度饱腹、过度疲劳或酒醉者。

（3）传染性皮肤病类、皮肤有破损处或肿瘤局部。

（4）妇女月经期腰骶部，孕妇腹部以及合谷、三阴交、肩井等穴不宜指针。

（5）严重脏腑功能衰竭者、严重精神病患者、严重高血压患者。

（6）严重的骨质疏松症者。

（八）可能的意外情况及处理方案

1. 施治过程中未注意背部保暖，导致患者感冒。按内科感冒对症处理即可。

2. 少数患者对药酒过敏，局部皮肤出现瘙痒、红疹，按皮肤药物过敏对症处理：轻者暂停治疗即可，重者对症抗过敏治疗。

3. 极少数患者治疗过程中，有可能出现类似晕针的症状，出现头晕、面色苍白、出汗、恶心胸闷、心悸、血压下降、脉细、肢冷，甚至晕厥。晕针轻症患者，出现症状后立即停止治疗，嘱其平卧，饮温开水或糖水，必要时可配合吸氧。重症晕厥患者，立即让患者仰卧，急按人中穴可令其迅速苏醒，观察血压、脉搏的变化，必要时可静脉注射葡萄糖液或皮下注射 0.1％肾上腺素 0.3～0.5 mL。

（九）不良反应

本治疗方法在临床实践中未发现明显不良反应。

二、子午流注开穴针法

（一）起源与发展

子午流注针法是一种根据时间变化按一定选穴原则进行选穴治疗的方法，也可以称之为时间针刺疗法。十二经脉气血运行状态，根据不同的时间变化而有相应盛衰变化。子午，即时间变化。流注，即十二经脉气血运行的过程，以及在十二经脉的井、荥、输（原）、经、合等特定腧穴上所呈现的气血盛衰情况，由于年、月、日、时等时间的变化而相应地有所不同，根据这个原理，按时选穴进行治疗，即为子午流注针法。子午流注针法分为纳甲法（纳干法）和纳子法（纳支法）。

子午流注纳甲法，又称"纳干法"，其运用方法是按天干的演变和十二经脉的气血流注规律开穴施治。本法涉及天干、地支、阴阳、五行、脏腑、经络、五输穴等内容。纳甲法的运用是在熟悉以上各种配属关系的基础上，首先将患者来诊的年、月、日、时干支推算出来，结合十二经脉的流注和五输穴的相生规律依次开穴。其推算过程较为繁杂，推荐使用南朝时代的徐文伯《子午流注逐日按时定穴歌》。

子午流注纳子法，又称"纳支法"，是按时辰的地支属性来选取十二经脉五输穴和原穴，每日轮遍十二经脉，根据十二时辰经气流注顺序而采取"补母泻子"的按时取穴法。运用纳子法治病，首先必须对患者就诊时的年、月、日、时的干支进行推算，求得逐日按时开穴的正确时间。因此必须掌握年干支、月干支、日干支、时干支的推算方法，尤其是日干支、时干支的推算尤为重要。

（二）子午流注开穴针法的主要特点和作用

1. 主要特点

（1）按时辰或按子母补泻法取穴。

（2）选穴求精。

（3）穴位安全可靠，疗效显著。

（4）穴位皆位于四肢，操作简便。

2. 主要作用

（1）调节宇宙气场与人体小宇宙气场的规律，使之"步调一致"，达天人合一疗效。

（2）疏通经络、调和气血。

（3）协调脏腑、平衡阴阳。

（4）补虚泻实、扶正祛邪。

（三）子午流注开穴针法推算方法

按照针灸治疗时间选取相应的五腧穴和原穴进行针灸治疗的方法。常用的有纳甲法和纳子法两种。

1. 子午流注纳甲法推算方法

子午流注纳甲法又称纳干法，这是根据每日气血输注十二经的天干时辰，进行配穴针刺治病的方法。首先推算患者来诊的年、月、日、时干支，再以经脉五输穴的五行相生规律而顺次开穴。有两种取穴方法：

第一种为按值日经的天干，每日分配一经，在该日内开取该经的任何腧穴，都可治疗该经病症。如肝病，乙日一天内任何时辰都可开取肝经从大敦至期门的任何腧穴进行针刺治疗。其他经可以仿照类推。

第二种是按时的天干，在这个天干时辰内开取该经的任何一个五输穴，都治疗该经的病症。如肝病，只要在乙时，都可开取肝经大敦、行间、太冲、中封，曲泉中的一个腧穴针刺治疗。其他时辰依次类推。

具体方法是：

（1）取穴原则：阳日（日天干属阳），阳时（日天干属阳）取阳经穴；阴日（日天干属阴），阴时（日天干属阴）取阴经穴。

（2）合日互用：甲与己、乙与庚、丙与辛、丁与壬、戊与癸互为合日，在合日间可以互相应用相应时辰的开穴。

2. 子午流注纳子法

子午流注纳子法是按时辰的地支属性来选取十二经脉五腧穴和原穴，每日轮遍十二经脉，是一种按时取穴法。又称子午流注纳支法。纳子法是依据"日周期"，用本经的井、荥、输、经、合五输穴配属木火土金水五行，根据气血流注本经的时间，在每日的十二个地支时辰按时开穴。开穴的原则：实则泻其子，虚则补其母。在气血流经本经的时辰，本经气血最虚，取母穴用补法，可以扶正补虚，使气血通畅。若本经为实证，则取子穴以泻之。其具体方法是：

（1）在该经脉经气流注时辰，取该经适当的穴位进行针灸治疗。某经有病患，即于某时采用某经的经穴针刺治疗。如肺经有病，在寅时取肺经的穴位针刺。脾有病，在巳时针刺脾经的穴位。

（2）子母补泻取穴法，实证时，在气血流注至病经的时辰，取病经的子穴进行针灸（泻法）；虚证时，在气血流过病经的时辰，取病经母穴进行针灸（补法）；虚实不著的病证或补泻时辰已过，取病经的本穴或原穴进行针灸。

气血于寅时由肺经流注，卯时流注大肠，依次为胃、脾、心、小肠、膀胱、肾、心包、三焦、胆，丑时流注肝经，再至肺经，周而复始。见下表1-1、表1-2。

表1-1　　　　　　　　　　气血流注十二经时辰表

经脉	时辰	时间
胆、肝、肺、大肠、胃、脾	子、丑、寅、卯、辰、巳	23：00～1：00、1：00～3：00、3：00～5：00、5：00～7：00、7：00～9：00、9：00～11：00
心、小肠、膀胱、肾、心包、三焦	午、未、申、酉、戌、亥	11：00～13：00、13：00～15：00、15：00～17：00、17：00～19：00、19：00～21：00、21：00～23：00

表1-2 　　　　　　　　　　纳子简表

经脉 项目	补		泻		本穴	原穴
	腧穴	时辰	腧穴	时辰		
肺（金）	太渊（土）	卯	尺泽（水）	寅	经渠（金）	太渊
大肠（金）	曲池（土）	辰	二间（水）	卯	商阳（金）	合谷
胃（土）	解溪（火）	巳	厉兑（金）	辰	足三里（土）	冲阳
脾（土）	大都（火）	午	商丘（金）	巳	太白（土）	太白
心（火）	少冲（木）	未	神门（土）	午	少府（火）	神门
小肠（火）	后溪（木）	申	小海（土）	未	阳谷（火）	腕骨
膀胱（水）	至阴（金）	酉	束骨（木）	申	通谷（水）	京骨
肾（水）	复溜（金）	戌	涌泉（木）	酉	阴谷（水）	太溪
心包（相火）	中冲（木）	亥	大陵（土）	戌	劳宫（火）	大陵
三焦（相火）	中渚（木）	子	天井（土）	亥	支沟（火）	阳池
胆（木）	侠溪（水）	丑	阳辅（火）	子	临泣（木）	丘墟
肝（木）	曲泉（水）	寅	行间（火）	丑	大敦（木）	太冲

说明：不虚不实或补泻、流注时辰已过，遇有疾病，取本经的本穴或原穴进行治疗。

（四）子午流注开穴针法操作流程

按子午流注开穴法推算方法算出所开的穴位后，选取双侧穴位，充分暴露，常规消毒穴位皮肤；毫针操作时，先用左手按压穴位局部，右手持1～1.5寸毫针，进针时将臂、腕、指之力集于右手，使针尖快速透入皮肤，然后施加提插、捻转等行针手法，使用提插法时指力要均匀一致，幅度不宜过大，提插的幅度一般掌握在3～5分，提插的幅度大，频率快，时间长，刺激量就大；提插的幅度小，频率小，时间短，刺激量小。使用捻转时，指力要均匀，角度要适当，一般应掌握在180°～360°，不能单向捻转，否则针身易被肌纤维等缠绕，引起针刺时疼痛和滞针等。捻转的角度大，频率快，时间长，刺激量则大；捻转的角度小，频率慢，时间短，刺激量则小。待针刺部位获得经气感应（得气感）后，留针20～30分钟后出针。进针时，右手与左手配合得当，动作协调，可减轻痛感，使行针更顺畅，并能调整和加强针感，提高治疗效果。

（五）疗程

每日 1～2 次，7～14 次为 1 个疗程。

（六）适应证

1. 消化系统疾病

功能性胃肠病（胃食管反流病、功能性消化不良、肠易激综合征、功能性便秘）、慢性胃肠炎、溃疡性结肠炎以及慢性肝炎、慢性胆囊炎、脂肪肝等。

2. 心脑血管疾病

中风及中风后遗症、原发性高血压、心律失常、心绞痛、冠状动脉粥样硬化性心脏病等。

3. 神经系统疾病

截瘫、面瘫、面肌痉挛、眩晕症、各种神经痛症、头痛、末梢神经炎、阿尔茨海默病（老年痴呆）、帕金森病、重症肌无力等。

4. 呼吸系统疾病

感冒、咳嗽、气管炎、哮喘等。

5. 内分泌系统疾病

肥胖病、高脂血症、糖尿病、骨质疏松、甲状腺功能亢进症、甲状腺肿大、失眠症等。

6. 泌尿系统疾病

泌尿系结石、尿路感染、前列腺疾病等。

7. 骨科疾病

颈椎病、腰椎间盘突出症、肩周炎、类风湿关节炎、"网球肘"、腱鞘炎、下颌关节功能紊乱、坐骨神经痛、膝关节炎等。

8. 妇科系统疾病

痛经、月经不调、闭经、附件及盆腔炎、更年期综合征、子宫脱垂、不孕症等。

9. 儿科系统疾病

小儿遗尿、小儿厌食、消化不良、小儿多动症、小儿脑瘫等。

10. 眼科疾病

假性近视、中心视网膜炎、视神经萎缩、复视、斜视等。

11. 皮肤科疾病

寻常疣、扁平疣、湿疹、荨麻疹、痤疮、带状疱疹等。

（七）注意事项及禁忌证

1. 注意事项

（1）出现晕针、滞针、弯针等特殊情况，必须立即进行有效处理。

（2）严格无菌操作，防止感染，操作要轻、准，防止断针。

（3）注意根据不同部位掌握针刺的角度和深度。

（4）破伤风、癫痫发作期、躁狂型精神分裂症发作期等，针刺时不宜留针。

（5）治疗后4小时方可淋浴，当日不宜泡澡、游泳等。

2. 禁忌证

（1）患者在过度饥饿、暴饮暴食、醉酒后及精神过度紧张时，禁止针刺。

（2）有严重过敏性、感染性皮肤病者，以及患有出血性疾病（如血小板减少性紫癜、血友病等）禁止针刺。

（八）治疗后的生理反应及其并发症

1. 生理反应

针后可能出现局部酸、麻、胀、痛或者沉重感，或者少数出现局部血肿，无需特别处理。

2. 并发症

该治疗并发症较少，极少数患者治疗过程中，有可能出现晕针的症状，出现头晕、面色苍白、出汗、恶心胸闷、心悸、血压下降、脉细、肢冷、甚至晕厥。晕针轻症患者，出现症状后立即停止治疗，嘱其平卧，饮温开水或糖水，必要时可配合吸氧。重症晕厥患者，立即让患者仰卧，急按人中穴可令其迅速苏醒，观察血压、脉搏的变化，必要时可静脉注射葡萄糖液或皮下注射 0.1％肾上腺素 0.3～0.5 mL。

三、灵龟八法针法

（一）起源与发展

灵龟八法又称"奇经纳卦法""奇经纳干支法"，是运用八卦理论推导演算奇经八穴"开阖"的一种按时取穴的方法，是时间针灸学的重要组成部分。

灵龟八法最早见于金元时期窦汉卿的《标幽赋》，而窦汉卿得山人宋子华秘传此术。宋子华乃道家高人，灵龟八法乃道家秘传养生保健延年益寿天机，是一修炼养生法门，人称"窦氏八穴"。灵龟八法全面地运用了易经的理论和思想，充分体现了中医"天人合一"的学术观点，是医易结合的千古典范，是古人"仰观天文""俯察地理""中知人事"的结晶。灵龟八法具有极高的临床价值。

灵龟八法中"灵龟"一词来源于《易经》的"颐卦"——初九：舍尔灵龟。其卦辞为：观颐，自求口食。象曰：颐，君子以慎言语，节饮食。"灵龟"一词出自《易经》，颐卦又有自求口食养生之意，颐即颐养，取其颐养天年之意。《素问·上古天真论》中称百岁即天年。古人观察到龟常不食而最长寿，故有"万年龟"的称谓。可见古人从颐卦中取"灵龟"而命名，旨在于养生防病已达长寿之目的。八法源于《易经》中把万物归类于八卦，是对客观世界的全息认识。万物由八卦而产生，又经八卦而演变，还从八卦而运。将八穴归八卦，就是对八个穴位纳入八卦系统的阴阳、五行、干支、术数、方位等全息信号，以沟通人体与整个大自然的联系，使之"步调一致"，方可"颐养天年"。

（二）灵龟八法的主要特点和作用

1. 主要特点

（1）按时取穴。

（2）选穴精简，八脉交会穴位。

（3）穴位安全可靠，疗效显著。

（4）穴位皆处于四肢末端，操作简便。

2. 主要作用

（1）调节宇宙气场与人体小宇宙气场的规律，使之"步调一致"，达天人合一疗效。

（2）疏通经络、调和气血。

（3）协调脏腑、平衡阴阳。

（4）补虚泻实、扶正祛邪。

（三）灵龟八法针法操作流程

按灵龟八法推算公式算出所开的穴位后，取双侧穴位，充分暴露，常规消毒穴位皮肤；毫针操作时，先用左手按压穴位局部，右手持 1～1.5 寸毫针，进针时将臂、腕、指之力集于右手，使针尖快速透入皮肤，然后施加提插、捻转等行针手法，使用提插法时指力要均匀一致，幅度不宜过大，提插的幅度一般掌握在 3～5 分。使用捻转时，指力要均匀，角度要适当，一般应掌握在 $180°～360°$，不能单向捻转，否则针身易被肌纤维等缠绕，引起针刺时疼痛和滞针等。待针刺部位获得经气感应（得气感）后，留针 20～30 分钟后出针。进针时，右手与左手配合得当，动作协调，可以减轻痛感，使行针更顺畅，并能调整和加强针感，提高治疗效果。

灵龟八法推算方法如下：

灵龟八法的开穴与每日的干支、时干支有关，推算方法由日干、日支、时干、时支等代数组成，其推算公式口诀如下：（日干＋日支＋时干

＋时支）阳日除九，阴日除六之余数。

八法逐日干支歌

甲己辰戌丑未十，乙庚申酉九为期。

丁壬寅卯八成数，戊癸巳午七相宜。

丙辛亥子亦七数，逐日干支即得知。

八法临时干支歌

甲己子午九亦用，乙庚丑未八无疑。

丙辛寅申七作数，丁寅卯酉六须知。

戊癸辰戌各有五，己亥单加四共齐。

阳日除九阴除六，不及零余穴下推。

推算公式如下：（日干＋日支＋时干＋时支）阳日除九（甲、丙、戊、庚、壬），阴日除六（乙、丁、己、辛、癸）所得余数，余数为所开穴位代号（1为申脉；2、5为照海；3为外关；4为足临泣；6为公孙；7为后溪；8为内关；9为列缺）。

八法歌

坎一联申脉，照海坤二五，震三属外关，巽四临泣数。

乾六是公孙，兑七后溪府，艮八属内关，离九列缺主。

如甲子日甲子时开穴为：（甲＋子＋甲＋子）÷9＝（10＋7＋9＋9）÷9＝3.8，余数为8，故得知甲子日甲子时开穴为8，即内关穴。上述八穴为八脉交会穴，八脉即奇经八脉，包括阳跷脉、阴跷脉、任脉、督脉、带脉、冲脉、阴维脉、阳维脉，这八条经脉通过八个穴位与十二经脉相通，起着统帅和调节十二经脉气血盈亏的作用。

由于天干代表太阳的综合作用，地支代表月亮的综合作用，实际上已经把日月的信息综合在内。这种把日月运动的大环境结合到人体气血循环来考虑问题的方法，就称"天人相应"。这里日干支数代表河图的成数，时干支数则代表洛书的反向用数。

（四）灵龟八法针法疗程

每日 1～2 次，7～14 次为 1 个疗程。

（五）适应证

1. 消化系统疾病

功能性胃肠病（胃食管反流病、功能性消化不良、肠易激综合征、功能性便秘）、慢性胃肠炎、溃疡性结肠炎以及慢性肝炎、慢性胆囊炎、脂肪肝等。

2. 心脑血管疾病

中风及中风后遗症、原发性高血压、心律失常、心绞痛、冠心病等。

3. 神经系统疾病

截瘫、面瘫、面肌痉挛、眩晕症、各种神经痛症、头痛、末梢神经炎、阿尔茨海默病（老年痴呆）、帕金森病、重症肌无力等。

4. 呼吸系统疾病

感冒、咳嗽、气管炎、哮喘等。

5. 内分泌系统疾病

肥胖病、高脂血症、糖尿病、骨质疏松、甲状腺功能亢进症、甲状腺肿大、失眠症等。

6. 泌尿系统疾病

泌尿系结石、尿路感染、前列腺疾病等。

7. 骨科疾病

颈椎病、腰椎间盘突出症、肩周炎、类风湿关节炎、"网球肘"、腱鞘炎、下颌关节功能紊乱、坐骨神经痛、膝关节炎等。

8. 妇科系统疾病

痛经、月经不调、闭经、附件及盆腔炎、更年期综合征、子宫脱垂、不孕症等。

9. 儿科系统疾病

小儿遗尿、小儿厌食、消化不良、小儿多动症、小儿脑瘫等。

10. 眼科疾病

假性近视、中心视网膜炎、视神经萎缩、复视、斜视等。

11. 皮肤科疾病

寻常疣、扁平疣、湿疹、荨麻疹、痤疮、带状疱疹等。

（六）注意事项及禁忌证

1. 注意事项

（1）出现晕针、滞针、弯针等特殊情况，必须立即进行有效处理。

（2）严格无菌操作，防止感染，操作要轻、准，防止断针。

（3）注意根据不同部位掌握针刺的角度和深度。

（4）破伤风、癫痫发作期、躁狂型精神分裂症发作期等，针刺时不宜留针。

（5）治疗后 4 小时方可淋浴，当日不宜泡澡、游泳等。

2. 禁忌证

（1）患者在过度饥饿、暴饮暴食、醉酒后及精神过度紧张时，禁止针刺。

（2）有严重过敏性、感染性皮肤病者，以及患有出血性疾病（如血小板减少性紫癜、血友病等）禁止针刺。

（七）治疗后的生理反应及其并发症

1. 生理反应

针后可能出现局部酸、麻、胀、痛或者沉重感，或者少数出现局部血肿，无需特别处理。

2. 并发症

该治疗并发症较少，极少数患者治疗过程中，有可能出现晕针的症状，出现头晕、面色苍白、出汗、恶心胸闷、心悸、血压下降、脉细、肢冷、甚至晕厥。晕针轻症患者，出现症状后立即停止治疗，嘱其平卧，饮温开水或糖水，必要时可配合吸氧。重症晕厥患者，立即让患者仰卧，急按人中穴可令其迅速苏醒，观察血压、脉搏的变化，必要时可静脉注射葡萄糖液或皮下注射 0.1％肾上腺素 0.3～0.5 mL。

四、穴位埋线疗法

（一）起源与发展

穴位埋线疗法是指将可吸收性肠线埋入穴位内以达到治疗疾病、提高机体免疫力的一种治疗方法。

穴位埋线疗法是一种新兴的治疗方法，是针刺疗法在临床上的延伸和发展。早在新石器时代我国即有了砭石治病的方法。《说文》记载：砭，以石刺病也。这是穴位刺激疗法的雏形，以后又发展为石针、骨针、竹针，至《黄帝内经》著作年代，逐渐发展成为铜针、铁针、银针、金针，并产生了形状、名称、用途各不相同的"九针"等。现代又发展为不锈钢针、三棱针、皮内针等，随着科学的发展并与针灸疗法理论结合在一起，形成和衍化了多种多样的穴位刺激方法，如电针、水针、头针、耳针、磁疗，而穴位埋线疗法亦是其中一种有效的穴位刺激方法。

该疗法产生 20 世纪 60 年代初，应用以来得到了持续的发展，说明它有独到的临床优势。在临床上，对一些顽固的慢性疾病，单纯采用针刺等一般方法，产生的效果往往不甚理想，疗效亦难以巩固，疗程较长，故采用留针和埋针的方法，以加强感应及延长对穴位的刺激时间，达到巩固和提高疗效、治愈疾病的目的。目前主要以动物组织（如羊肠）为介质，目的就是利用羊肠线在穴位内缓慢吸收，以起到穴位刺激的持续作用，这就弥补了一般穴位刺激方法刺激时间短、疗效不持久、病症愈后不巩固的缺点。同时，羊肠线作为一种异体蛋白，埋入穴位后可激发机体应激、抗炎能力，从而达到提高机体免疫力的目的。

（二）穴位埋线的主要特点和作用

1. 主要特点

（1）以线代针，效集多法。

（2）刺激持久，祛顽疗痼。

（3）选穴求精，善用透穴。

（4）精用组穴，交替调息。

（5）注重敏感穴，善选特定穴。

（6）诊次稀疏，操作简便。

2. 主要作用

（1）协调脏腑、平衡阴阳。

（2）疏通经络、调和气血。

（3）补虚泻实、扶正祛邪。

（三）穴位埋线方法与操作流程

穴位埋线方法主要包括注线法、植线法、穿线法、切埋法。目前使用最广泛的是注线法。

穴位埋线方法操作流程如下：

1. 医生详细询问患者病情，对患者的病情进行治疗前评估，把握好适应证。

2. 四诊合参并进行经络诊查，制定穴位处方。

3. 医生向患者阐明治疗的目的、过程，以期配合。

4. 充分暴露患者治疗部位，常规消毒穴位皮肤，取 3 号医用羊肠线剪成若干 0.5～1 cm 长短线，肌肉丰厚处可埋 1 cm 左右的线，肌肉浅薄处可埋 0.5 cm 左右的线。将剪好的羊肠线放入 7 号注射针头前端，用 1.5 寸长的 30 号毫针从 7 号注射针头后端置入做针芯，左手拇指、示指绷紧或捏起进针部位皮肤，右手持注射针头刺入所需深度，可适当提插，得气后边推针芯，边退针管，将羊肠线埋植在穴位的皮下组织或肌层内，埋入后针孔用聚维酮碘（碘伏）消毒，敷盖创可贴。

5. 治疗后对患者进行评估，并交代患者治疗后的注意事项。

（四）疗程

7～14 日穴位埋线一次，3～6 次为 1 个疗程。

（五）穴位埋线疗法适应证

1. 消化系统疾病

功能性胃肠病（胃食管反流病、功能性消化不良、肠易激综合征、功能性便秘）、慢性胃肠炎、溃疡性结肠炎、慢性肝炎、慢性胆囊炎、脂肪肝等。

2. 呼吸系统疾病

支气管炎、支气管哮喘等。

3. 循环系统疾病

原发性高血压、冠状动脉粥样硬化性心脏病等。

4. 代谢疾病和营养疾病

非酒精性脂肪性肝病、代谢综合征、糖尿病、高脂血症、肥胖症等。

5. 五官科疾病

慢性鼻炎、变应性鼻炎、神经性耳鸣、耳聋等。

6. 妇科疾病

月经失调、痛经、慢性盆腔炎、附件炎、不孕病等。

7. 皮肤科疾病

荨麻疹、痤疮、湿疹、银屑病等。

8. 骨科疾病

颈椎病、腰椎间盘突出症、腰肌劳损、肩周炎、类风湿关节炎、"网球肘"、腱鞘炎等。

（六）注意事项及禁忌证

1. 注意事项

（1）严格无菌操作，防止感染，操作要轻、准，防止断针。注意进针深度，避免伤及内脏。

（2）最好埋在皮下组织与肌肉之间，肌肉丰满的地方亦可埋入肌层。不宜埋入脂肪组织之中，以防脂肪液化。

（3）注意根据不同部位掌握埋线的角度和深度。

（4）治疗后6小时方可淋浴，3日内不可泡澡、游泳、蒸桑拿等。

（5）3日内不宜剧烈运动，以免影响肠线吸收。

2. 禁忌证

（1）皮肤局部有感染、肿块或破溃、肺结核活动期、急性心脑血管疾患、意识障碍、凝血功能严重障碍、重度营养不良等禁用。

（2）过敏体质、孕妇、月经期及有出血倾向性疾病者慎用。

（七）穴位埋线治疗后的生理反应及其并发症

1. 生理反应

由于羊肠线刺激，在1～3日内，局部可出现红、肿、痛、热等无菌性炎症反应，皮下可扪及黄豆大小结节，局部酸胀，全身稍有乏力感，极个别体质可出现低热等情况，均无需特别处理；若14日后埋线部位仍可触及皮下硬节，可采取热敷或艾灸以促进吸收。

2. 并发症

该治疗并发症较少，有极少数可出现以下情况：①局部并发感染；②过敏反应；③神经损伤；④局部血肿。若出现以上情况症状轻者，如局部出现轻微红肿、疼痛，局部血肿较小，可予以观察，无需特殊处理，局部小血肿可先予冰敷，8～12小时后做热敷以促进局部瘀血消散吸收。症状严重者需及时就医，予以抗感染、抗过敏等对症治疗。

五、穴位注射疗法

（一）起源与发展

穴位注射疗法，又称水针，是选用某些中成药注射液或西药注射液适量注入人体相关穴位，以防治疾病的方法。它是在针刺腧穴治疗疾病的基础上，结合药物的药理作用，使针刺与药物对穴位的双重刺激作用有机地结合起来，发挥其综合效能，以提高疗效。

（二）穴位注射的主要特点和作用

1. 主要特点

（1）发挥药物作用。

（2）选穴求精。

（3）注重敏感穴，善选特定穴。

2. 主要作用

（1）协调脏腑、平衡阴阳。

（2）疏通经络、调和气血。

（3）补虚泻实、扶正祛邪。

（三）穴位注射操作流程

1. 医生详细询问患者病情（包括药物过敏史），对患者的病情进行治疗前评估，把握好适应证。

2. 四诊合参并进行经络诊查，制定穴位处方。

3. 医生向患者阐明治疗的目的、过程，以期配合。

4. 根据所选穴位处方选取舒适体位，按注射药量的不同选用注射器和针头。局部皮肤常规消毒后，用无痛快速进针法将针刺入皮下组织，进针深度可参照穴位针刺进针深度，进针至适当深度并探得酸胀等"得气"感应后，回抽一下注射器，如无回血，即可将药物注入。一般疾病用中等速度推入药液；慢性病或体弱者用轻刺激，将药液缓慢推入；急性病或体强者，可用强刺激，快速推入药液。如需注入药液较多时，可由深至浅，边推药液边退针，或将注射针头向几个方向刺入注射药液。

5. 治疗后对患者进行评估，嘱患者观察 30 分钟后方可离开，交待患者治疗后的注意事项。

6. 注射剂量，穴位注射的用药剂量决定于注射部位及药物的性质和浓度。一般以穴位部位来分，头面部可注射 0.1～0.5 mL，耳穴可注射 0.1 mL，四肢部可注射 0.5～2 mL，胸背部可注射 0.5～1 mL。

（四）疗程

急性病每日 1～2 次，慢性病一般每日或隔日 1 次，每次 4～8 个穴位，7～14 次为 1 个疗程。反应强烈者，可隔 1～2 日 1 次，穴位可左右交替使用。每疗程间可休息 1～3 日。

（五）穴位注射疗法适应证

1. 消化系统疾病

功能性胃肠病（胃食管反流病、功能性消化不良、肠易激综合征、功能性便秘）、慢性胃肠炎、溃疡性结肠炎、慢性肝炎、慢性胆囊炎、脂肪肝等。

2. 呼吸系统疾病

支气管炎、支气管哮喘等。

3. 神经系统疾病

截瘫、面瘫、面肌痉挛、眩晕症、各种神经痛症、头痛、末梢神经炎、阿尔茨海默病（老年性痴呆）、重症肌无力等。

4. 代谢疾病和营养疾病

糖尿病、高脂血症、肥胖症等。

5. 五官科疾病

慢性鼻炎、变应性鼻炎、神经性耳鸣、耳聋等。

6. 妇科疾病

月经失调、痛经、慢性盆腔炎、附件炎、子宫脱垂、不孕病等。

7. 皮肤科疾病

荨麻疹、痤疮、湿疹、银屑病、过敏性皮炎等。

8. 骨科疾病

颈椎病、腰椎病、肩周炎、腰肌劳损、肩周炎、类风湿关节炎、"网球肘"、腱鞘炎等。

9. 肿瘤科疾病

放化疗引起的白细胞减少症等。

（六）注意事项及禁忌证

1. 注意事项

（1）严格无菌操作，防止感染，注意进针深度，避免伤及内脏。

（2）注意药物的性能、药理作用、剂量、配伍禁忌、副作用、过敏反应、药物的有效期、药物有无沉淀变质等情况。副作用较强的药物，使用宜谨慎。

（3）注意根据不同部位掌握穴位注射的角度和深度。

（4）孕妇的下腹部、腰骶部和三阴交、合谷等穴不宜用穴位注射，以免引起流产。年老、体弱者，选穴宜少，药液剂量应酌减。

（5）药液不宜注入关节腔、脊髓腔和血管内，避免引起不良后果。此外，操作时注意避开神经干，以免损伤神经。

（6）治疗后4小时方可淋浴，严禁泡澡、游泳、蒸桑拿等。

2. 禁忌证

（1）皮肤局部有感染、肿块或破溃、肺结核活动期、急性心脑血管疾患、意识障碍、凝血功能严重障碍、重度营养不良等禁用。

（2）过敏体质、孕妇、月经期及有出血倾向性疾病者慎用。

（七）穴位注射治疗后的生理反应及其并发症

1. 生理反应

注射后局部可能有酸胀感，48 小时内局部有轻度不适，有时持续时间较长，但一般不超过 1 日。

2. 并发症

该治疗并发症较少，有极少数可出现以下情况：①局部并发感染；②过敏反应；③神经损伤；④局部血肿。若出现以上情况症状轻者，如局部出现轻微红肿、疼痛，局部血肿较小，可予以观察，无需特殊处理，局部小血肿可先予冰敷，8～12 小时后做热敷以促进局部瘀血消散吸收。症状严重者需及时就医，予以抗感染、抗过敏等对症治疗。

六、穴位自血疗法

（一）起源与发展

穴位自血疗法是将患者自己的血液从静脉血管抽出，然后通过辨证取穴从穴位注入患者的身体。该疗法可刺激机体的非特异性免疫反应，促进白细胞吞噬作用，达到调理人体内环境、降低机体的敏感性和增强机体免疫力的作用，对诸多慢性疾病尤其是皮肤科疾病和免疫性疾病的治疗有确切疗效。

（二）穴位自血疗法的主要特点和作用

1. 主要特点

（1）自身免疫调节作用。

（2）选穴求精。

（3）注重敏感穴，善选特定穴。

2. 主要作用

（1）协调脏腑、平衡阴阳。

（2）疏通经络、调和气血。

（三）穴位自血疗法操作流程

1. 医生详细询问患者病情，对患者的病情进行治疗前评估，把握好适应证。

2. 四诊合参并进行经络诊查，制定穴位处方。

3. 医生向患者阐明治疗的目的、过程，以期配合。

4. 暴露好肘部静脉，于肘横纹上 6 cm 以上处扎上压脉带，常规消毒穿刺，穿刺后抽取自体血 2～5 mL，松开压脉带，进针点用无菌棉签压迫止血。将抽好血的一次性注射器刺入相应穴位后，行提插等手法得气后注入自体血，每穴位注入 0.5～1 mL。

5. 治疗后对患者进行评估，并交代患者治疗后的注意事项。

（四）疗程

每日 1～2 次，慢性病一般每日或隔日 1 次，每次选 4～6 个穴位，5～10 次为 1 个疗程。反应强烈者，可隔 2～3 日 1 次，穴位可左右交替使用。每疗程间可休息 1～3 日。

（五）穴位自血疗法适应证

1. 消化系统疾病

慢性胃炎、慢性肠炎、溃疡性结肠炎、慢性胆囊炎等。

2. 呼吸系统疾病

支气管炎、支气管哮喘等。

3. 代谢疾病和营养疾病

糖尿病。

4. 五官科疾病

慢性鼻炎、变应性鼻炎等。

5. 皮肤科疾病

荨麻疹、痤疮、湿疹、银屑病等。

（六）注意事项及禁忌证

1. 注意事项

（1）严格无菌操作，防止感染，注意进针深度，避免伤及内脏。

（2）注意根据不同部位掌握穴位注射的角度和深度。

（3）操作时应注意避开神经干，以免损伤神经。

（4）治疗后6小时方可淋浴，严禁泡澡、游泳、蒸桑拿等。

2. 禁忌证

（1）皮肤局部有感染、肿块或破溃、肺结核活动期、急性心脑血管疾患、意识障碍、凝血功能严重障碍、重度营养不良等禁用。

（2）孕妇的下腹部、腰骶部和三阴交、合谷等穴不宜用，以免引起流产。年老、体弱者，选穴宜少，注射剂量应酌减。

（七）穴位自血治疗后的反应及其并发症

1. 治疗反应

注射后局部可能有酸胀感，48小时内局部有轻度不适，有时持续时间较长，但一般不超过1日。

2. 并发症

该治疗并发症较少，有极少数可出现以下情况：①局部并发感染；②神经损伤；③局部血肿。若出现以上情况症状轻者，如局部出现轻微红肿、疼痛，局部血肿较小，可予以观察，无需特殊处理，局部小血肿可先予冰敷，8～12小时后做热敷以促进局部瘀血消散吸收。症状严重者需及时就医，予以抗感染等对症治疗。

七、穴位点刺放血疗法

（一）起源与发展

穴位点刺放血疗法是指运用三棱针或一次性注射针头点刺穴位或浅表

血络，放出少量血液，以达到防治疾病的一种方法。

刺络法早在《黄帝内经》中即有记载，"毛刺""浮刺"等即为刺络法的雏形。《素问·血气形志》曰"凡治病必先去其血"，《灵枢·九针十二原》曰"宛陈则除之"，以及《灵枢·官针》中提出的"络刺""赞刺""豹文刺"等，都是刺络放血的方法。

（二）穴位点刺放血疗法的主要特点和作用

1. 主要特点

（1）作用迅速。

（2）疗效独特。

（3）注重特定穴、穴位少而精。

2. 主要作用

（1）泄热消肿。

（2）去瘀止痛。

（3）醒脑开窍。

（三）穴位点刺放血疗法操作流程

1. 医生详细询问患者病情，对患者的病情进行治疗前评估，把握好适应证。

2. 四诊合参并进行经络诊查，制定穴位处方。

3. 医生向患者阐明治疗的目的、过程，以期配合。

4. 点刺：用三棱针或一次性注射针头迅速点刺穴位或浅表血络，捏压点刺部位，以使出血顺畅并控制出血量。

（四）疗程

急症每日 1 次，慢性病一般每日或隔日 1 次，每次取 4～6 穴，3～5 次为 1 个疗程。

（五）穴位点刺放血疗法适应证

1. 消化系统疾病

功能性胃肠病等。

2. 呼吸系统疾病

上呼吸道感染、急慢性咽喉炎等。

3. 神经系统疾病

中风后遗症、四肢神经麻痹等。

4. 外科疾病

疖肿、乳腺炎、急性淋巴结炎、血栓闭塞性脉管炎、前列腺炎等。

5. 五官科疾病

急性结膜炎、角膜炎、睑腺炎（麦粒肿）、耳鸣耳聋、咽炎、扁桃体炎、角膜溃疡等。

6. 妇科疾病

月经失调、痛经、不孕症等。

7. 皮肤科疾病

荨麻疹、痤疮、湿疹、银屑病、顽癣、黄褐斑等。

8. 骨科疾病

颈椎病、腰椎病、肩周炎、腰肌劳损、急性腰扭伤、腱鞘炎、"网球肘"等。

9. 儿科疾病

疳积、小儿发热、高热抽搐等。

（六）穴位点刺放血疗法注意事项及禁忌证

1. 注意事项

（1）严格无菌操作，防止感染。

（2）治疗后6小时方可淋浴，严禁泡澡、游泳、蒸桑拿等。

2. 禁忌证

（1）皮肤局部感染、肿块或破溃、肺结核活动期、急性心脑血管疾患、意识障碍、凝血功能严重障碍、重度营养不良等禁用。糖尿病周围血管病变及糖尿病末梢神经病变慎用。

（2）孕妇、月经期及有出血倾向性疾病者不宜使用。

（3）年老、体弱者慎用。

（七）穴位点刺放血疗法治疗后的反应及其并发症

1. 生理反应

局部皮肤发红、瘀斑、少量出血。

2. 并发症

该治疗少数可出现以下情况：①局部并发感染；②局部出血或血肿。若出现以上情况症状轻者，如局部出现轻微红肿、疼痛，局部血肿较小，可予以观察，无需特殊处理，局部血肿较明显者，24小时之内可以进行冷敷，24小时之后热敷，以促进局部瘀血消散吸收。症状严重者需及时就医，必要时予以抗感染等对症治疗。③在操作过程中患者一旦出现晕针晕血的现象，应立即扶患者平卧，喝热水，并注意观察面色、脉象、血压等，按处置晕针的方法及时处理。

八、皮肤针（梅花针）疗法

（一）起源与发展

皮肤针疗法是由多支不锈钢短针集成一束，叩刺人体体表一定部位，以达到防治疾病的一种方法。

本疗法是在古代"毛刺""浮刺"的基础上发展而来。《素问·皮部论》曰："凡十二经络脉者，皮之部也，是故百病之始生也，必先于皮毛。"十二皮部与人体经络、脏腑联系密切，运用皮肤针叩刺皮中，可以调节脏腑经络功能，促进机体恢复正常。

（二）皮肤针疗法的主要特点和作用

1. 主要特点

（1）注重循经治疗。

（2）疗效独特。

2. 主要作用

（1）疏通经络、调和气血。

（2）调和阴阳、补虚扶正。

（三）皮肤针疗法操作流程

1. 医生详细询问患者病情，对患者的病情进行治疗前评估，把握好适应证。

2. 四诊合参并进行经络诊查，选取施治经络。

3. 医生向患者阐明治疗的目的、过程，以期配合。

4. 局部皮肤消毒后，用梅花针沿经络使用手腕之力，将针尖垂直叩打在皮肤上，并立刻弹起，反复进行多次，以患者无疼痛不适，局部皮肤潮红为度。

5. 施治后局部皮肤用 75％医用乙醇消毒。

（四）疗程

一般每日或隔日 1 次，7 次为 1 个疗程。

（五）皮肤针疗法适应证

1. 消化系统疾病

功能性胃肠病、急慢性胃肠炎、慢性肝炎、急慢性胆囊炎、胆石症、脂肪肝等。

2. 呼吸系统疾病

支气管炎、支气管哮喘等。

3. 神经系统疾病

中风后遗症、四肢神经麻痹、神经衰弱等。

4. 五官科疾病

急性结膜炎、睑腺炎、鼻炎、耳鸣、耳聋、咽炎等。

5. 妇科疾病

月经失调、痛经、妊娠呕吐等。

6. 皮肤科疾病

荨麻疹、痤疮、湿疹、银屑病、顽癣、黄褐斑等。

7. 骨科疾病

颈椎病、腰椎病、肩周炎、腰肌劳损、踝关节扭伤、软组织扭挫伤、膝关节病等。

8. 儿科疾病

儿童偏头痛、疳疾、小儿脑瘫等。

（六）皮肤针疗法注意事项及禁忌证

1. 注意事项

（1）严格无菌操作，防止感染。

（2）治疗后6小时方可淋浴，严禁泡澡、游泳、蒸桑拿等。

2. 禁忌证

（1）皮肤局部有感染、肿块或破溃、肺结核活动期、急性心脑血管疾患、意识障碍、凝血功能严重障碍、重度营养不良等禁用。糖尿病周围血管病变及糖尿病末梢神经病变慎用。

（2）孕妇、月经期及有出血倾向性疾病者慎用。

（3）孕妇的下腹部、腰骶部不宜应用，以免引起流产。

（七）皮肤针疗法治疗后的生理反应及其并发症

1. 生理反应

局部皮肤发红、瘀斑、少量出血。

2. 并发症

该治疗少数患者可出现以下情况：①局部并发感染；②局部出血或血肿。若出现以上情况症状轻者，如局部出现轻微红肿、疼痛，局部血肿较小，可予以观察，无需特殊处理，局部小血肿可先予冰敷，8～12 小时后做热敷以促进局部瘀血消散吸收。症状严重者需及时就医，予以抗感染等对症治疗。

第二章　灸法类

一、灸　　法

（一）起源与发展

灸法是将艾绒为主要材料或其他药物放置在体表的穴位部位上进行烧灼、温熨，借助灸火的温和热力以及药物的作用，通过经络的传导，起到温通气血、扶正祛邪的作用，是一种具有治病和保健作用的中医外治疗法。灸疗历史悠久，它是中医学中最古老的疗法之一，早在《素问·异法方宜论》中就有记载："北方者，天地所闭藏之域也，其地高陵居，风寒冰冽，其民乐野处而乳食，藏寒生慢病，其治宜灸焫，故灸焫者，亦从北方来。"《灵枢·经脉》曰："陷下则灸之。"《灵枢·官能》曰："阴阳皆虚，火自当之；经陷下者，火则当之；结络坚紧，火所治之。"由此可见，灸法的应用范围很广，有些疾病用针刺或中药治疗效果不佳时，可以使用灸法，或针灸并用，从而取得较好疗效。

（二）灸法的主要特点和作用

1. 主要特点

（1）应用广泛。

（2）易于接受。

（3）简便易行。

2. 主要作用

（1）疏风解表、温散寒邪。

（2）温通经络、活血逐痹。

（3）回阳固脱、升阳举陷。

（4）消瘀散结、拔毒泄热。

（5）防病保健、延年益寿。

（三）灸法的操作流程及具体操作方法

1. 灸法的操作流程

（1）医生详细询问患者病情，对患者的病情进行治疗前评估，把握好适应证。

（2）四诊合参并进行经络诊查，制定灸法施治的穴位。

（3）医生向患者阐明治疗的目的、过程，以期配合。

（4）根据患者病情需要，选择合适的灸疗方法。

（5）治疗后对患者进行评估，并交代患者治疗后的注意事项。

2. 灸法的操作方法

（1）艾炷直接灸：将艾炷点燃直接放在皮肤上进行施灸的方法。根据灸后有无烧伤化脓，又分为化脓灸和非化脓灸。

化脓灸，又称瘢痕灸，是将黄豆大或枣核大的艾炷点燃直接放在穴位上施灸，局部组织经烫伤后产生无菌性化脓现象，可改善体质，增强机体的抵抗力，从而起到治疗和保健作用。目前临床上，常用此法对哮喘、慢性胃肠炎、发育障碍等疾病和体质虚弱者进行施治，其疗效显著。

操作方法如下：

1）体位的选择和点穴：因灸疗要将艾炷安放在穴位表面，并且施治时间较长，故要特别注意体位的选取，要求体位平正、舒适。待体位摆好后，再在上面正确点穴。

2）艾炷的安放和点火：首先按要求制作好所需的艾炷，除采用纯细艾绒外，也可在艾绒中加入一些芳香性药末，如丁香、肉桂粉等，有利于热力的渗透。然后，在施灸的穴位处涂以少量的葱汁、蒜汁或凡士林，以增强黏附和刺激作用。艾炷放好后，用线香将其点燃。每灸完一壮，以棉签或纱布蘸冷开水抹净所灸穴位，复按前法再灸，一般可灸7～9壮。

3）敷贴药膏：灸治完毕后，应将局部擦拭干净，然后在施灸穴位上敷贴玉红膏，可1～2日换贴一次。数日后，灸穴逐渐出现无菌性化脓反应，如脓液多，膏药亦应勤换，经30～40日，灸疮结痂脱落，局部留有疤痕。在灸疮化脓时，局部应注意清洁，避免污染，以免并发其他炎症。同时，可多食一些营养较丰富的食物，促使灸疮的正常透发，有利于提高疗效。偶有灸疮经久不息者，可采用外科方法予以处理。

非化脓灸，又称无瘢痕灸，是现代常用的灸疗方法之一，以达到温烫目的为主，不致透发成灸疮。其方法是，先将施灸部位涂以少量凡士林，然后将小艾炷放在穴位上，并将之点燃，不待艾炷烧到皮肤，当患者感到灼痛时，即用镊子将艾炷夹去或压灭，更换艾炷再灸，连续灸3～7壮，以局部皮肤出现轻度红晕为度。因其不留瘢痕，易为患者接受。本法适用于虚寒轻证。

（2）艾炷间接灸：又称间隔灸或隔物灸，指在艾炷下垫一衬隔物放在穴位上施灸的方法。因其衬隔药物的不同，又可分为多种灸法。其火力温和，具有艾灸和垫隔药物的双重作用，患者易于接受，较直接灸法常用，适用于慢性疾病和疮疡病等。

1）隔姜灸：将新鲜生姜切成约0.5 cm厚的薄片，中心处用针穿刺数孔，上置艾炷，放在穴位施灸，当患者感到灼痛时，可将姜片稍许上提，使之离开皮肤片刻，旋即放下，再行灸治，反复进行。或在姜片下衬一些纸片，放下再灸，直到局部皮肤潮红为止。本法简便易行，一般不会引起烫伤，临床应用较广。生姜味辛，性微温，具有解表、散寒、温中、止呕的作用。故此法多用于治疗外感表证和虚寒性疾病，如感冒、咳嗽、风湿痹痛、呕吐、腹痛、泄泻等。

2）隔蒜灸：用独头大蒜切成约0.5 cm厚的薄片，中间用针穿刺数孔，放在穴位或肿块上（如未溃破化脓的脓头处），用艾炷灸之，每灸4～5壮，换去蒜片，每穴1次可灸5～7壮。因大蒜液对皮肤有刺激性，灸后容易起泡，故应注意防护。大蒜味辛，性温，有解毒、健胃、杀虫之功。本法多用于治疗肺结核、腹中积块及未溃疮疖等。

3）隔盐灸：又称神阙灸，本法只适于脐部。其方法是：患者仰卧屈膝，以纯白干燥的食盐，填平脐孔，再放上姜片和艾炷施灸。如患者脐部凸出，可用湿润的棉条围脐如井口，再填盐于脐中，如上法施灸。加施姜片的目的是隔开食盐和艾炷的火源，以免食盐遇火起爆，导致烫伤。这种方法对急性腹痛、吐泻、痢疾、四肢厥冷和虚脱等症，具有回阳救逆的作用。凡大汗亡阳、肢冷脉伏之脱症，可用大艾炷连续施灸，不计其数，直至汗止脉起、体温回升、症状改善为度。

4）隔附子（饼）灸：以附子片或附子饼（将附子切细研末，以黄酒调和做饼，厚约0.5 cm，直径约2 cm）作间隔，上置艾炷灸之。附子辛温火热，有温肾补阳的作用，故用来治疗各种阳虚证，如阳痿、早泄以及疮疡窦道盲管久不收口或既不化脓又不消散。可根据病情选取适当部位灸治，饼干更换，直至皮肤出现红晕为度。或用其他一些温热、芳香药物制成药饼作间隔灸，灸时在药饼下衬垫纱布，以防烫伤，同一患者药饼灸后可重复再用。

（3）艾条灸：是将点燃的艾条悬于施灸部位之上的一种灸法。一般艾火距皮肤有一定距离，灸10～20分钟，以灸至皮肤温热红晕，而又不致烧伤皮肤为度。此为悬起灸。悬起灸的操作方法又分为温和灸、回旋灸和雀啄灸。

1）温和灸：将艾卷条的一端点燃，对准应灸的腧穴部位或患处，距离皮肤2～3 cm，进行熏烧，使患者局部有温热感而无灼痛为宜，一般每穴灸10～15分钟，至皮肤红晕为度。如遇到昏厥或局部知觉减退的患者及小儿时，医者可将示指、中指两指置于施灸部位两侧，这样可以通过医生的手指来测知患者局部受热程度，以便随时调节施灸距离，掌握施灸时间，防止烫伤。

2）雀啄灸：施灸时，艾卷点燃的一端与施灸部位的皮肤并不固定在一定的距离，而是像鸟雀啄食一样，一上一下地移动。

3）回旋灸：施灸时，艾卷点燃的一端与施灸皮肤虽保持一定的距离，但位置不固定，而是均匀地向左右方向移动或反复旋转地进行灸治。

（4）药条灸：是指用药物与艾绒卷成药艾条。临床上常用的有太乙针灸和雷火针灸等法。太乙针施灸时，将太乙针的一端烧着，用布七层包裹其烧着的一端，立即紧按于应灸的腧穴或患处，进行灸熨，针冷则再燃再熨。如此反复灸熨7～10次为度。此法治疗风寒湿痹、顽麻、痿弱无力、半身不遂等均有效。雷火针灸其制做方法与"太乙针"相同，惟药物处方有异，施灸方法与"太乙针"相同。

（5）温针灸：是针刺与艾灸结合应用的一种方法，适用于既需要留针又适宜用艾灸的病症，操作方法是，将针刺入腧穴得气后并给予适当补泻手法而留针时，将纯净细软的艾绒捏在针尾上，或用艾条一段长约2 cm，插在针柄上，点燃施灸。待艾绒或艾条烧完后除去灰烬，将针取出。此法是一种简而易行的针灸并用方法，值得推广。

（6）温灸器灸：是用金属特制的一种圆筒灸具，故又称温筒灸。其筒底有尖有平，筒内套有小筒，小筒四周有孔。施灸时，将艾绒或加掺药物，装入温灸器的小筒，点燃后，将温灸器之盖扣好，即可置于腧穴或应灸部位，进行熨灸，灸至局部皮肤红润为度。该法有调和气血、温中散寒的作用。

（7）灯火灸：是用灯心草一根，以植物油或药酒浸之，燃着后，于应灸的腧穴上直接点灼，灯火灼及穴位皮肤时可听见轻微"啪"声，灯火即灭此为一壮，每穴一般只灸一壮。功能疏风解表、行气化痰、清神止搐。多用于治疗小儿脐风和胃痛、腹痛、痧胀等症。

（8）天灸：又称自灸，因其敷贴药物后发泡如灸疮而得名。古人文献中记载的天灸很多，兹择要介绍数种如下：

1）毛茛灸：采取毛茛叶子揉烂，贴于寸口部，隔夜就发生水泡，如被火灸，可治疗疟疾。

2）斑蝥灸：斑蝥乃一种甲虫。灸治时，将斑蝥浸于醋中，擦抹患部，能治癣痒。

3）旱莲灸：将墨旱莲捣烂，敷置穴位上，使之发泡，可治疗疟疾等症。

4）蒜泥灸：用蒜泥贴于手太阴经的鱼际穴处，使之发泡，可治喉痹。

5）白芥子灸：用白芥子研末敷患处，使局部充血，发泡，可以治疗阴疽、痰核及膝部肿痛。

（四）疗程

每次选择 1～10 个穴位，每日 1～2 次，7～10 次为 1 个疗程。

（五）灸法适应证

1. 消化系统疾病

功能性胃肠病（胃食管反流病、功能性消化不良、肠易激综合征、功能性便秘）、慢性胃肠炎、溃疡性结肠炎、慢性肝炎、慢性胆囊炎、脂肪肝等。

2. 呼吸系统疾病

慢性支气管炎、支气管哮喘等。

3. 循环系统疾病

原发性高血压、冠心病等。

4. 代谢疾病和营养疾病

肥胖病、高脂血症、骨质疏松等。

5. 五官科疾病

睑腺炎（麦粒肿）、变应性鼻炎、内耳眩晕症、颞下颌关节紊乱症等。

6. 妇科疾病

月经失调、痛经、慢性盆腔炎、附件炎、外阴白色病变、胎位不正、功能性子宫出血等。

7. 皮肤科疾病

荨麻疹、痤疮、湿疹、银屑病、带状疱疹、白癜风等。

8. 神经系统病症

面神经麻痹、中风后遗症等。

9. 自身免疫性疾病

类风湿关节炎等。

10. 骨科疾病

颈椎病、腰椎间盘突出症、肩周炎、类风湿关节炎、"网球肘"、腱鞘炎、肱骨外上髁炎、下颌关节功能紊乱、坐骨神经痛、膝关节炎等。

11. 儿科疾病

流行性腮腺炎、婴幼儿腹泻、小儿厌食症、小儿遗尿症。

12. 外科病症

疖、指（趾）感染、急性乳腺炎、褥疮、血栓性浅静脉炎、腹股沟斜疝、痔、直肠脱垂、鸡眼等。

（六）注意事项及禁忌证

1. 注意事项

（1）患者体位平正、舒适，既有利于准确选择穴位，又有利于施灸的顺利完成。

（2）对颜面部、阴部、有大血管分布等部位不宜选用直接灸法，对于妊娠期妇女的腹部及腰骶部不宜施灸。

（3）防止艾火脱落，以免造成皮肤烧伤或烫伤衣物，避免火灾发生。

（4）施灸的诊室应注意通风排烟，保持空气清新，避免烟尘过浓，污染空气，伤害人体。

（5）治疗期间忌食生冷寒凉之物及鱼腥海鲜臭秽等物。

（6）化脓灸治疗前宜签署患者知情同意书。

2. 禁忌证

（1）对艾草等药物过敏者、孕妇、糖尿病患者慎用；阴虚阳亢、邪实内闭及热毒炽盛等病证，慎用灸法。

（2）皮肤局部有感染、肿块或破溃、明确肿瘤病灶处、意识障碍、凝血功能严重障碍等禁用。

（七）灸法治疗后的生理反应及其并发症

1. 生理反应

局部皮肤发热、潮红。

2. 并发症

该治疗并发症较少，有极少数可出现局部烫伤或烧伤。如皮肤局部轻微红肿疼痛，无需特殊处理，或可擦少许烫伤膏；如烫伤部位发生水泡的小于 1 cm 的，予以观察无需特殊处理，防止擦破引起感染；大的水疱在无菌的条件下刺破引流，进行局部皮肤消毒后，覆盖无菌敷料，防止感染。

二、督脉灸

（一）督脉灸的起源与发展

"督脉灸"又称铺灸、长蛇灸，属于隔物灸的一种，其铺灸面广、艾炷大、火气足、温通力强，功效非一般灸法所及。它能起到温补督脉、强壮真元、调和阴阳、温通气血之功。《素问·骨空论》曰："督脉生病治督脉。"《难经·二十八难》曰："督脉起于下极之俞，并于脊里，上至风府，入属于脑。""督脉"为"阳脉之海"，总督一身之阳，调节全身的阳气。

《医宗金鉴·刺灸心法要诀》曰："凡灸诸病，必火足气到，始能求愈。"督脉灸面积大、作用时间长，故而热力深透，对穴区的刺激作用持久，能激发人体阳气，扶阳培元，阳气充沛则卫外而为固，病邪不能入侵。

督脉灸即隔物灸，是江浙地区的针灸工作者根据其地势低平湿润而多瘴疠瘟疟毒气的地理和气候环境的特点，将传统中医外治法的理论结合传统灸法特点及多年的临床经验，创新性地总结出的一种特色外治技术。督脉灸疗法是根据督脉的生理病理特点，结合脏腑经络学说，以辨证施治为原则，根据辨证采取合适的铺灸药物，结合现代医学，在古代隔物灸的基础上，创新发展而成一种全新的隔物灸疗法。

督脉灸疗法在治疗胃肠疾病、痛证、类风湿关节炎、虚寒性疾病、鼻疾及亚健康调理等方面，具有显著疗效。

（二）督脉灸疗法主要特点和作用

1. 主要特点

（1）施灸面积大，热力深透而持久。

（2）大面积隔物灸，灸药协同。

（3）主治范围广。

（4）操作简单易行，疗效显著。

2. 主要作用

温经通络、活血化瘀、温阳补虚、回阳救逆、升阳举陷、祛风散寒、平衡阴阳、调整脏腑虚实等。

（三）督脉灸疗法的作用机制

1. 督脉灸直接作用于皮肤表面，作用于人体皮部，激发宣散卫气，加强卫气在人体肌表与体内的循环，从而发挥温经通络、活血化瘀、温阳补虚、回阳救逆、升阳举陷、祛风散寒、平衡阴阳的作用，以护卫人体，增强人体抗邪能力，保证人体不为邪气所干，防治各种疾病。

2. 督脉灸作用于背部督脉与膀胱经，能够最大限度地激发人体阳气，通过皮部—络脉—经脉—腑—脏的途径，调整脏腑虚实，平衡阴阳，使阴平阳秘，精神乃治。

3. 督脉灸能通过灸火之热效力使其与药物协同作用，同时发挥灸的温热作用与药物的功效，使灸药协同，最大限度温阳补虚，从而达到治疗疾病和预防保健的目的。

（四）督脉灸疗法的操作流程

1. 将准备好的适量搅碎的生姜和督灸粉搅拌均匀。

2. 患者充分暴露背部俯卧于床上，取督脉正中线，自大椎至腰俞的脊柱部位，从脊柱正中向两侧有一定宽度，包括夹脊穴、背俞穴、膀胱经。

3. 常规消毒施灸部位后铺上一次性铺巾，将床单叠成圆柱状，放置于铺巾上，留出适当的距离，然后将搅拌好的生姜和药物均匀铺在铺巾上。

4. 点好的灸箱放置在上述药物上，盖上床单，注意保暖，以防止患者着凉，并在施灸的过程中，询问患者的情况。

（五）疗程

督灸时节以盛夏三伏天或白天为宜，操作时长根据病情而定，时间为40～50分钟，每周1～2次，5次为1个疗程。

（六）督脉灸疗法的适应证

督脉灸适应范围非常广泛，适合于督脉诸证和各类慢性、实寒及虚寒性疾病，对脾胃病、痛证、妇科病、儿科病、眼疾、耳疾、肿瘤等多科疾病有着显著的疗效。

1. 消化系统疾病

慢性胃炎、消化性溃疡、胃肠息肉、结肠炎，功能性胃肠病，如胃痛、腹痛、呕吐、泄泻、便秘等。

2. 痛症疾病

风湿关节痛、颈肩腰腿痛、骨质增生、中风偏瘫、椎间盘突出等。

3. 呼吸系统疾病

慢性支气管炎、支气管哮喘等。

4. 耳鼻疾病

急慢性鼻炎、鼻窦炎、变应性鼻炎、耳鸣、耳聋、中耳炎等。

5. 妇科疾病

月经不调、痛经、慢性盆腔炎、盆腔积液、输卵管炎、乳腺增生、乳腺囊肿、子宫肌瘤等。

6. 男科疾病

腰痛、腰酸、阳痿、早泄、前列腺增生、前列腺肥大、夜尿频多等。

7. 亚健康状态调整

面色晦暗、疲乏懒散、畏寒肢冷、易着凉感冒、失眠多梦、免疫力低下等。

8. 儿科疾病

消化不良、遗尿、发育迟缓、疳积、功能性腹痛、腹泻、过敏体质、易感体质等。

（七）注意事项及禁忌证

1. 注意事项

（1）在施灸时间的选择上，应因时制宜，以暑夏三伏天及白天为宜，切忌晚上施灸。借助暑夏伏天（阳中之阳）的炎热气候，利用"天时"巨大能量场，此时施灸，温通督脉及膀胱经诸腧穴之力特强，能起强壮真元、祛邪扶正的作用，从而鼓动气血流畅，则顽疾自愈。

（2）应因人制宜，根据患者病情轻重及体质强弱，把握好施灸的量，避免病重灸轻或者过犹不及。大饥大渴大汗极度虚弱的患者，应适当休息或恢复后方可辨证施灸。

（3）1个月内忌食生冷辛辣、肥甘厚味及鱼腥发物等，多食富含蛋白质和维生素的食物，少食动物脂肪。避风寒，节制房事。

2. 禁忌证

施灸处若有溃疡或月经期均需暂停治疗，严重皮肤病、心脏病及高血压患者待病情稳定时再酌情施灸。肿瘤骨转移患者禁用。

（八）可能的意外情况及处理方案

1. 施治过程中未注意背部保暖，导致患者感冒。按内科感冒对症处理。

2. 施灸过程中如不小心烫伤皮肤，如皮肤局部轻微红肿疼痛，不用特殊处理，或可擦少许烫伤膏；如烫伤部位发生水疱的小于 1 cm 的，不要弄破水疱，可用乙醇、聚维酮碘等消毒，然后用无菌纱布包扎好；大的水疱要在无菌的条件下刺破引流，然后用无菌纱布包扎好。

3. 晕灸虽不多见，但是一旦晕灸则会出现头晕、眼花、恶心、面色苍白、心慌、汗出等，甚至发生晕倒。出现晕灸后，要立即停灸，并躺下静卧，再加灸足三里，温和灸 10 分钟左右，同时饮温开水或糖水，必要时可配合吸氧。重症晕厥患者，立即让患者仰卧，急按人中穴可令其迅速苏醒，观察血压、脉搏的变化，有条件者予以吸氧、静脉注射葡萄糖液或皮下注射 0.1% 肾上腺素 0.3～0.5 mL 等急救处理。

（九）不良反应

本治疗临床实践中未发现明显不良反应。

第三章　罐法类

一、循经闪罐疗法

（一）起源与发展

自古传统中医即有"角法"，即拔罐法。循经闪罐是一种新兴的治疗方法，是普通拔罐疗法在临床上的延伸和发展。

本法是医者以杯罐为工具，借助热力排去其中空气产生负压，使其吸着于皮肤后马上取下，反复多次，并循行于背部足太阳膀胱经第一、第二侧线以及督脉进行闪罐，也可用于腹部，直至皮肤潮红为止，以达到疏通膀胱经气血，通调督脉阳气治疗相关脏腑疾病及调节人体阴阳平衡的方法。

（二）循经闪罐疗法的主要特点和作用

1. 主要特点

（1）患者依从性高、疗效可靠。

（2）操作简便、易于普及。

2. 主要作用

（1）协调脏腑、平衡阴阳。

（2）疏通经络、行气活血。

（3）扶正固本。

（4）排除湿瘀毒邪。

（三）循经闪罐疗法的操作流程

1. 医生详细询问患者病情，对患者的病情进行治疗前评估，把握好适应证。

2. 医生向患者阐明治疗的目的、过程，以期配合；根据患者年龄、身体胖瘦选取型号与之相合适的玻璃罐。

3. 嘱患者充分暴露背部后，抱枕卧于治疗床上，操作者沿患者背部膀胱经第一（脊柱正中线旁开 1.5 寸）、第二侧线（脊柱正中线旁开 3 寸）以及督脉（脊柱正中线）进行闪罐。具体操作如下：左手持止血钳夹住的乙醇棉球，蘸 95％乙醇，于瓶口处按压出过剩乙醇，防止点火之时滴落烧伤皮肤；右手执火罐，左手将乙醇棉球点燃后放入罐中并迅速取出，罐口朝下扣到皮肤上，停留 1 秒后即用右手迅速取下火罐，反复多次，对皮肤起到牵扯的作用，以达到局部潮红为度。以这种手法沿患者背部膀胱经及督脉进行操作。

4. 根据适应证配合复式手法（包括提按罐法、摇罐法、颤罐法、烧罐法等）以加强疏通经络功效，每次操作不超过 15 分钟，每日 1 次。推荐在循经闪罐疗法后配合进行药穴指针疗法、传统中医推拿、针灸、坐罐等疗法，也可在闪罐操作过程中及闪罐操作之后在背部涂擦事先配制好的药酒，通过药物渗透作用增加治疗的功效。

5. 治疗后对患者进行评估，并交代患者治疗后的注意事项。

（四）疗程

每日 1 次，7～10 次为 1 个疗程。

（五）循经闪罐疗法适应证

1. 消化系统疾病

功能性胃肠病（胃食管反流病、功能性消化不良、肠易激综合征、功能性便秘等）、慢性胃肠炎、溃疡性结肠炎、慢性肝炎、慢性胆囊炎、脂肪肝等。

2. 呼吸系统疾病

上呼吸道感染、支气管炎、支气管哮喘等。

3. 骨科疾病

颈椎病、腰椎病、腰肌劳损等。

4. 儿科疾病

小儿遗尿、小儿厌食、小儿消化不良、腹痛、腹泻、便秘等。

5. 亚健康及中医预防保健

（六）注意事项及禁忌证

1. 注意事项

（1）老人、小孩及久病虚弱者在进行循经闪罐时手法宜轻柔、刺激量点到为止（施术部位皮肤潮红即止），切记不可为了满足患者舒适感而延长施术时间，一般不超过10分钟。

（2）施术者注意用火安全，注意火罐火候的把握，棉球蘸取乙醇量不宜过多，以防乙醇滴落，明火火源应远离盛放乙醇的容器及其他易燃品。

（3）注意施术部位保暖，寒冷季节可以在空调房进行，同时分段分部位操作，以防止患者感冒。

（4）治疗后不可剧烈运动以免出汗过多，需6小时后方可淋浴，当日不可泡澡、游泳、蒸桑拿等。忌食生冷寒凉油腻海鲜等物。

（5）皮肤局部有感染、皮疹、肿块或破溃时，不宜施用循经闪罐。

2. 禁忌证

过敏体质、孕妇、月经期及有出血倾向性疾病者慎用。

（七）循经闪罐疗法治疗后的生理反应及其并发症

1. 生理反应

局部皮肤潮红并伴有发热感。

2. 并发症

该治疗并发症较少，有极少数可出现以下情况：①局部皮肤起疱；②对药酒过敏。如皮肤局部水疱较小（小于 1 cm），予以观察无需特殊处理，防止擦破引起感染；大的水疱在无菌的条件下刺破引流，进行局部皮肤消毒后，覆盖无菌敷料，防止感染。按时随访伤口愈合情况。

二、平衡罐疗法

（一）起源与发展

平衡罐，就是在传统的罐法基础上，增加了闪、摇、振、提、滑等多种手法，对患者实施熨刮、牵拉、挤压、弹拨等物理刺激，以激发经气、温通经络、行气导滞、祛寒除湿、调节阴阳，达到修复机体的平衡功能的作用，故名平衡罐。

平衡罐疗法在火罐疗法的基础上发展起来，自 1984 年起用于临床，手法由三种发展到十余种，治疗的病种也日渐增多，已成为有别于针法、灸法的一种独立疗法。

（二）平衡罐疗法的主要特点和作用

1. 主要特点

（1）患者依从性高、疗效可靠。

（2）操作简便、易于普及。

（3）痛苦小、无副作用、见效快、成本低。

2. 主要作用

（1）协调脏腑、平衡阴阳。

（2）疏通经络、行气活血。

（3）扶正固本。

（4）排出湿、瘀、毒邪。

（三）平衡罐疗法的作用原理和机制

1. 临床作用

（1）现代医学研究发现：火罐具有扩张血管、调整末梢神经、改善微循环、增强免疫功能、消炎抑菌、退热止痛等作用。

（2）中医学认为：火罐有温经散寒、舒筋活血、祛风除湿、清热泻火、行气通络等不同功效。

2. 作用机制

（1）局部作用：温热及机械作用。①机械刺激：通过罐口对局部神经、背部腧穴等进行牵拉、熨刮、挤压、弹拨，刺激毛细血管扩张，皮下软组织充血模拟无菌性微炎症环境，组织胺类物质释放，增加机体免疫反应，促进机体自我调节和器官组织自我修复。②温热刺激：来源：火罐体内部的热量。作用：促进血液循环，促进新陈代谢，参与末梢神经的调节。

（2）全身作用：机械和温热双重作用于局部的毛细血管、末梢神经（主要是脊神经），通过神经递质、抗体等的变化影响相关脏腑功能。

（四）平衡罐疗法的操作流程

1. 医生详细询问患者病情，对患者的病情进行治疗前评估，把握好适应证。

2. 医生向患者阐明治疗的目的、过程，以期配合；根据患者年龄、身体胖瘦选取型号与之相合适的玻璃罐。

3. 嘱患者充分暴露背部后，抱枕卧于治疗床上，操作者沿患者背部膀胱经第一（脊柱正中线旁开 1.5 寸）、第二侧线（脊柱正中线旁开 3 寸）以及督脉（脊柱正中线）确定拔罐位置。

4. 闪罐：左手持止血钳夹住的乙醇棉球，蘸 95％乙醇，于瓶口处按压过剩乙醇，防止点火之时乙醇滴落烧伤皮肤；右手执火罐，左手持钳将乙醇棉球点燃后放入罐中并迅速取出，罐口朝下扣到皮肤上，停留 1 秒后即用右手迅速取下火罐，反复多次，对皮肤起到牵扯的作用，以达到局部潮红为度。以这种手法沿患者背部膀胱经及督脉进行操作。

5. 走罐：先于走罐部位及罐口涂上润滑剂，待罐吸附后，将火熄灭，以一手握住罐体，另一手固定皮肤，用力平推罐体向下、向上、向左、向右，慢慢来回推动几次至皮肤呈紫红色。

6. 坐罐：一手持火罐，另一手持止血钳夹 95％乙醇棉球点燃，伸入罐内中下端，迅速抽出，迅速将罐口扣定在选定穴位上，将火熄灭，留罐10 分钟。

7. 起罐：一手夹持罐底，另一手拇指按压罐口皮肤，使空气进入罐内，即可顺利起罐。清洁局部皮肤，观察皮肤情况。

8. 治疗后对患者进行评估，并交代患者治疗后的注意事项。

（五）疗程

7～10 日 1 次，3 次为 1 个疗程。

（六）平衡罐疗法适应证

1. 消化系统疾病

功能性胃肠病（胃食管反流病、功能性消化不良、肠易激综合征、功能性便秘等）、慢性胃肠炎、溃疡性结肠炎、慢性肝炎、慢性胆囊炎、脂肪肝等。

2. 呼吸系统疾病

上呼吸道感染、支气管炎、支气管哮喘等。

3. 骨科疾病

颈椎病、腰椎病等。

4. 儿科疾病

小儿遗尿、小儿厌食、小儿消化不良等。

5. 亚健康调理及中医预防保健

（七）注意事项及禁忌证

1. 注意事项

（1）老人、小孩及久病虚弱者在进行循经闪罐时手法宜轻柔、刺激量点到为止（施术部位皮肤潮红即止），切记不可为了满足患者舒适感而延长施术时间。

（2）施术者注意用火安全：注意火罐火候的把握，棉球蘸取乙醇不宜过多，以防乙醇滴落；明火火源应远离盛放乙醇的容器及其他易燃品。

（3）注意施术部位保暖，寒冷季节可以在空调房进行，同时分段分部位操作，以防止患者感冒。

（4）治疗后不可剧烈运动以免出汗过多，需 6 小时后方可淋浴，不可泡澡、游泳、蒸桑拿等。忌食生冷寒凉油腻海鲜等物。

2. 禁忌证

（1）皮肤局部有感染、皮疹、肿块或破溃时，不宜施用平衡罐。

（2）过敏体质、孕妇、月经期及有出血倾向性疾病者慎用。

（八）平衡罐疗法治疗后的生理反应及其并发症

1. 生理反应

局部皮肤潮红、紫红色并伴有发热感。

2. 并发症

该治疗并发症较少，有极少数可出现以下情况：局部皮肤起疱。如皮肤局部水疱较小（小于 1 cm），予以观察无需特殊处理，防止擦破引起感染；大的水疱在无菌的条件下刺破引流，进行局部皮肤消毒后，覆盖无菌敷料，防止感染。并按时随访跟踪皮肤愈合情况。

三、刺络拔罐疗法

（一）起源与发展

刺络拔罐疗法是将刺血疗法与拔罐疗法结合运用的方法，是运用皮肤针叩刺或三棱针浅刺患处或穴位，再在局部拔上火罐，以防治疾病的一种方法。

本疗法是现代在刺络法和拔罐法相结合的基础上发展起来的。刺络法早在《黄帝内经》中即有记载，"毛刺""浮刺"等即为刺络法的雏形。拔罐法在马王堆汉墓出土的医帛书《五十二病方》中也有载录。21世纪70年代开始，本疗法在临床上应用日趋广泛。

（二）刺络拔罐疗法的主要特点和作用

1. 主要特点

（1）作用迅速。

（2）疗效独特。

（3）注重特定穴，穴位少而精。

2. 主要作用

（1）疏通经络、调和气血。

（2）活血逐瘀，泻热排毒。

（三）刺络拔罐疗法操作流程

1. 医生详细询问患者病情，对患者的病情进行治疗前评估，把握好适应证。

2. 四诊合参并进行经络诊查，制定穴位处方。

3. 医生向患者阐明治疗的目的、过程，以期配合；根据患者年龄、身体胖瘦及所选穴位选取型号与之相合适的玻璃罐。

4. 刺络：先常规消毒需要治疗的患处，然后用三棱针迅速点刺数下或十数下，或者用梅花针叩刺出血。

5. 拔罐：迅即用投火法或贴棉法在其上拔罐，务求吸力较强。留罐约5～10分钟。

6. 取罐后，用消毒棉球拭净血渍，用聚维酮碘与75％乙醇消毒局部，血罐应严格清洁消毒。

（四）疗程

急症每日1次，慢性病一般每日或隔日1次，3～5次为1个疗程。

（五）刺络拔罐疗法适应证

1. 消化系统疾病

功能性胃肠病、急性胃肠炎、溃疡性结肠炎、慢性肝炎、急慢性胆囊炎、胆石症、脂肪肝等。

2. 呼吸系统疾病

支气管炎、支气管哮喘等。

3. 神经系统疾病

中风后遗症、四肢神经麻痹等。

4. 外科疾病

疖肿、乳腺炎、急性淋巴结炎、血栓闭塞性脉管炎、前列腺炎等。

5. 五官科疾病

急性结膜炎、角膜炎、睑腺炎、鼻炎、耳鸣、耳聋、咽炎、扁桃体炎、角膜溃疡等。

6. 妇科疾病

月经失调、痛经、不孕症等。

7. 皮肤科疾病

荨麻疹、痤疮、湿疹、银屑病、顽癣、黄褐斑等。

8. 骨科疾病

颈椎病、腰椎病、肩周炎、腰肌劳损、踝关节扭伤软组织扭挫伤等。

9. 儿科疾病

儿童偏头痛、睑腺炎、喘息性支气管炎、外伤性癫痫、食后泻、腮腺炎、惊厥、百日咳等。

（六）刺络拔罐疗法注意事项及禁忌证

1. 注意事项

（1）严格无菌操作，防止感染。

（2）刺络拔罐后需 6 小时后方可淋浴，3 日内不可泡澡、游泳、蒸桑拿等。

（3）忌食辛辣煎炸熏烤之物。

2. 禁忌证

（1）皮肤局部有感染、肿块或破溃、肺结核活动期、急性心脑血管疾患、意识障碍、凝血功能严重障碍、重度营养不良等患者禁用。糖尿病周围血管病变及糖尿病末梢神经病变患者慎用。

（2）孕妇、月经期及有出血倾向性疾病者慎用。

（3）孕妇的下腹部、腰骶部不宜应用，以免引起流产。年老、体弱者慎用。

（七）刺络拔罐疗法治疗后的生理反应及其并发症

1. 生理反应

局部皮肤发红、瘀斑、少量出血。

2. 并发症

该治疗少数患者可出现以下情况：①局部并发感染；②局部出血或血肿。若出现以上情况症状轻者，如局部出现轻微红肿、疼痛，局部血肿较小，可予以观察，无需特殊处理。局部少量出血可予棉签、无菌纱布等压迫止血；局部小血肿可先予冰敷，8～12 小时后做热敷以促进局部瘀血消散吸收。症状严重者需及时就医，予以抗感染、止血等对症治疗。

四、益阳罐疗法

（一）益阳罐疗法的起源与发展

益阳罐疗法是指运用特制的集红外、磁疗、加热等作用为一体的实体罐在肌肉丰厚的部位进行走罐，促进中药精油的渗透吸收，从而达到补益阳气、通络化湿、活血祛瘀等作用的治疗方法。

中医治病重在保护正气，以激发人体自身的抵抗病邪侵入的潜能，正如《黄帝内经》曰："正气存内，邪不可干；邪之所凑，其气必虚。"正气即为在本位上阳气，具有防御外界邪气的能力。自古阳气的重要性就得到普遍的认同，最早体现在《黄帝内经》中"阳气者，若天与日，失其所则折寿而不彰"，"凡阴阳之要，阳密乃固"，《医碥·气》中载："阳气者，温暖之气也。"《素问》亦有云："阳者卫外而固也。"阳气是人的生命之本，阴的成形亦源于阳的气化。然而阳气容易消耗，若耗损过度，就会出现阳虚状态，扶阳学派作为中医学上一个重要的医学流派，其最鲜明的理论之一即为：人患病的基础是阳虚，即"万病皆损于一元阳气"。

益阳罐主要以"益阳"为主，以祛邪益正、平衡阴阳为目的，是具有"补而不过、祛邪而不伤正"特点的中医器材。有别于传统的拔罐，益阳罐将加热装置、磁场装置以及LED二极管红光灯等内置于罐身，从而成功融合了热能、光能、磁能三种能量于一体，从而具有"补益阳气"的功效。

益阳罐疗法根据机体各部位的生理功能与结构特点，配制相关中药精油，作用于相应部位，达到补益阳气、通络化湿、活血祛瘀、理气止痛、温化湿毒等作用。运用益阳罐疗法治疗多系统慢性病均有很好的疗效，如消化系统（慢性胃炎、慢性肠炎、胃食管反流病、功能性胃肠病、消化不良、便秘等）、呼吸系统疾病（变应性鼻炎、慢性鼻窦炎、慢性支气管炎、支气管哮喘缓解期、咳嗽、感冒、慢性咽炎等）、妇科疾病（月经不调、痛经、宫寒不孕等）、乳腺疾病（乳腺囊肿、乳腺增生等）、失眠、颈肩综合征、腰肌劳损、筋膜炎等。

（二）益阳罐疗法的主要特点和作用

1. 主要特点

（1）益阳罐集多种疗法的功能于一体，同时具有刮痧、温灸、推拿、热疗、走罐、磁疗、红外线辐射等多种功能，能将热能、磁疗、红外线同步导入，透过人体皮肤组织，产生谐振，能量被生物细胞所吸收，引起组织的温热效应，活化细胞组织，激发脏器功能，效果显著，真正做到温阳除湿、驱寒祛瘀，有效达到行气活血、消炎散结、调节循环、平衡内分泌、促进新陈代谢、改善局部组织粘连状态等作用。

（2）从现代医学理论角度看，益阳罐的温推温灸温刮的良性物理刺激作用可调节相应部位神经系统功能，提高痛阈，并舒张毛细血管，增加局部血流量，加快血流速度。还能加快淋巴循环，提高人体免疫力，改善虚弱体质。

2. 主要作用

（1）局部刺激作用：益阳罐的局部刺激作用主要表现在其具有热能、红外线、磁场等能效，益阳罐产生的热能，可使局部皮肤毛细血管扩张，改善血液和淋巴循环，促进炎症消除，痰液等病理产物的吸收。

（2）免疫调节作用：中医多数外治法的治疗作用是通过调节和增强人体的免疫功能来实现的，益阳罐可集灸疗、刮痧功能于一体，现代医学证实，灸法通过热刺激相应病患部位，不仅可以促进炎性物质的吸收，还可提高人体免疫力；刮痧通过对经络、穴位的刺激，将体内的邪气呈现于表，从而达到祛除邪气、疏通经络、行气活血、增强脏腑功能、调动卫气的作用。

（3）经络调节作用：经络学是中医学中的重要内容，通过益阳罐在相应部位进行温刮、温灸，以达到疏经通络、调和气血作用。

（三）益阳罐疗法的作用机制

1. 益阳罐是对传统外治器械的创新，其运用加热的罐底循经走穴，利用罐体边缘刮拭经络，在其持续对机体远红外线及磁场的双重刺激下，同时可达到刮痧和温灸的目的，温阳散寒而无药包烫疗留湿之弊，其恒温设计，也不用顾忌操作不当引起局部烫伤；其边缘圆滑缓钝，与匙羹等刮痧之物相比，不会因为用力过重而伤及正气。

2. 同时具备远红外线，可局部照射，作用深透，可达人体深层组织，引起组织的温热效应，能活化细胞组织，激发脏器功能。

3. 能利用磁场进行磁疗，具有影响机体的荷电微粒的运动、电流分布、生物高分子的磁矩取向以及膜系统的通透性等功能，使组织细胞的生理、生化过程改变，从而产生消肿、镇痛、促进淋巴及血液循环等作用。益阳罐操作便捷，其罐底作用范围较大，可同时温灸多个穴位，加强疗效，且配合介质既可循行经络又可留注穴位。

（四）益阳罐疗法的手法与操作流程

1. 手法

（1）温刮：将精油用棉签涂在指定的部位后，在该部位进行上下左右来回温刮，操作时间为 2～3 分钟，温刮时要注意控制温度，不可太热，以皮肤微红和/或微出痧为度，力度不宜过重，不强求出痧。

（2）温灸：待温刮结束，使用益阳罐对施术部位施以穴位温灸。每个穴位施灸 1～2 分钟，以术者局部皮肤稍微发热潮红为度。

2. 操作流程

主要分为：乳腺区、肩胛间区、腰部、腹部、子宫卵巢保养及小儿益阳罐等几类。

以肩胛间区治疗举例：①核对医嘱，评估患者，遵医嘱确定治疗部位，询问患者是否空腹，二便是否排空，做好解释工作。②检查用物边缘是否有缺损，确认完好后再携至床旁。③协患者脱去上衣（带有项链者应取下），换上消毒浴袍（反穿，将后背露出），将中单围于患者腰后进行保暖，室温过低时应开空调，拉上帘子或屏风等以保护隐私，用消毒热毛巾清洁肩胛间区，治疗过程中积极询问患者是否感觉到有凉意，嘱其有不适应立即与操作者沟通。

1. 开穴：将精油均匀涂抹在肩胛间区上，用预热好的罐子走罐，让患者适应其温度然后分别置于风府穴、大椎穴、定喘穴、风池穴、风门穴、肺俞穴、心俞穴、膈俞穴、肩井穴坐罐点压按揉，若患者感知热度稍热时应适当推揉走罐再进行坐罐点按（此过程约 5 分钟）。

2. 温刮：分为三条路线。①风池穴至肩井穴方向（双侧胆经）；②风府穴至大椎穴至至阳穴方向（督脉）；③天柱穴至肺俞穴至膈俞穴方向

（双侧膀胱经）。

进行温刮时，双手持一罐进行操作，以罐底陶瓷边缘与皮肤表面成45°进行直线或弧形温刮，主要以直线刮法和回旋刮法为主。温刮补法以轻柔缓慢，幅度大为主，温刮泻法则以稍重稍快，小幅度寸刮为主。操作力度由轻到重，速度舒缓，过程流畅，温度掌握到位（如遇温度过高时手法应快速，温度适中时手法应缓慢）温刮过程以患者自身接受程度为准，遇体形消瘦者、脊椎突出者以及肩胛肌肉薄弱处主要以缓慢轻柔手法为主，不可用力过度。温刮背部的手法主要以按、拨、走为主，温刮如遇阻力说明已有筋节、痛点产生，应该将其慢慢剥离开来，另外过程中可导致有出痧现象，嘱其不必惊慌，但操作者不可强求出痧，出痧后3~4日可消失（此过程约10分钟）。

3. 温灸走罐：双手持罐以自下而上的走向推揉走罐，分为三条路线。①膈俞穴至风门穴至肩井穴；②膈俞穴至风池穴至肩井穴再回到膈俞穴；③至阳穴至风池穴至肩井穴再回到至阳穴。温灸走罐至最后，坐罐于风府穴、大椎穴及两侧风池穴（此温灸过程约5分钟）。

操作力度适中，速度舒缓，平稳有序，动作流畅，温度掌握到位（如遇温度过高时手法应快速，温度适中时手法应缓慢）。治疗过程中避免陶瓷罐底磕碰肩胛骨及脊椎棘突处，积极询问患者是否感觉到有凉意、有无因治疗姿势导致肢体酸麻，嘱其适当变换姿势。

治疗完毕，协助患者安置舒适体位，整理治疗椅，用物按消毒隔离规范处理（再次清洁消毒益阳罐备用）。

（五）疗程

一般治疗疗程为1周1次，3~5次为1个疗程，治疗效果明显好转后保健养生则为半个月或1个月1次。

（六）益阳罐疗法的适应证

益阳罐一罐多用，使用益阳罐"以罐代手"无痛刮痧、无烟灸疗，

"以罐代手"推拿，温阳、通阳、护阳、养阳，并散寒祛瘀，温通经络，以柔和的方式调理周身不适，能有效改善阳虚偏颇体质，纠正亚健康状态，帮助疾病康复。同时对于疾病也具有一定的治疗意义。具体适应的疾病如下：

1. 乳腺区

乳腺炎、乳腺囊肿、乳腺增生、乳腺结节、催乳按摩、乳汁淤积等。

2. 肩胛间区

肩颈劳损不适、肩周炎、颈椎病、感冒头痛、鼻炎、睡眠障碍等。

3. 腰部

腰肌劳损、腰痛等。

4. 腹部

腹胀腹痛、反流呃逆、便秘或大便溏烂、虚胖等。

5. 子宫卵巢保养

月经失调、痛经、不孕症、子宫内膜炎、子宫内膜息肉、子宫腔粘连、宫腔积液等。

6. 小儿益阳罐

小儿腹泻、小儿便秘、鼻炎、鼻窦炎、小儿发育不良、感冒、食欲不振等。

（七）注意事项及禁忌证

1. 操作前应了解病情，特别注意下列疾病者不宜进行操作，如严重心血管疾病、肝肾功能不全、出血倾向疾病、感染性疾病、皮肤疖肿包块、皮肤过敏者不宜进行益阳罐术。

2. 空腹及饱食后不宜进行益阳罐术。

3. 急性扭挫伤、皮肤出现肿胀破溃者不宜进行益阳罐术。

4. 操作不配合者，如醉酒、精神分裂症、抽搐者不宜进行益阳罐术。

5. 孕妇的腹部、腰骶部不宜进行益阳罐术。

6. 急性外伤性骨折、中度和重度水肿部位不宜进行益阳罐术。

（八）可能的意外情况及处理方案

治疗过程中若出现头晕、目眩、心慌、出冷汗、面色苍白、恶心欲吐，甚至神昏扑倒等晕罐现象，应立即停止治疗，取平卧位，立刻通知医生，配合处理。

（九）不良反应

本治疗在临床实践中未发现明显不良反应。

第四章　药浴类

一、中药足浴疗法

（一）起源与发展

中药足浴疗法是以保健为目的，以中医理论为指导，运用中药散剂或中药煎出液与热水均匀混合后在一定温度下进行足部洗浴的中医保健技术。它是我国传统中医外治法的一个重要组成部分。

（二）中药足浴疗法主要特点和作用

1. 主要特点

操作简单；疗效独特；既可防病又可治病；无副作用。

2. 主要作用

协调脏腑、平衡阴阳；疏通经络、行气活血；调整脏腑功能、增强抗病能力。

（三）中药足浴疗法的作用机制

足与人体健康关系很大，关于足部的养生研究在我国已达数千年历史，两千年前《黄帝内经》就有记载："阴脉集于足下，而聚于足心，谓经脉之行；三经皆起于足。"足部是三阴经的起点，三阳经的终点。足掌有300多处穴位、67个反射区，是人体的一个缩影。通过足浴和足部按摩刺激，可促进全身血液循环，调节各脏腑器官的功能，改善内脏产生的病理变化，提高机体自我防御力及免疫力。祖国医学认为人体是一个有机整体，"有诸内必形诸外"，内病外治是祖国医学的治疗原则之一。通过对足部的浸洗、按摩，可达到治疗相应脏腑疾病的目的，从而恢复人体阴阳平衡状态，起到防御疾病的作用。

（四）中药足浴疗法操作流程

1. 施术前准备

（1）医护人员详细询问患者病情，对患者的病情进行治疗前评估，把握好适应证。

（2）四诊合参并进行经络诊查，制定足浴用药处方。

（3）医护人员向患者阐明治疗的目的、过程，以期配合。

（4）环境要求：保持环境安静、干净卫生、温度适宜。

（5）备药：①药物选择。宜选用植物类药，部分情况可选用动物类药和矿石类药。②剂型选择。可选用药浴散剂和液剂。③药量。药浴散剂单次用量不宜低于150 g，药浴液剂单次用量不少于700 mL。④储存。药浴散剂不用时应保存于阴凉干燥处。

（6）足浴器具：选用木质、不锈钢、亚克力、陶瓷等材料，应具有安全、保温、光滑、无毒、不易碎等特性的器具。

2. 施术方法

（1）调水：①用水要求。宜选用自来水，符合GB 5749—2006生活应用水卫生标准的规定。②水温。38 ℃～45 ℃，如属特殊体质或患有疾病者宜选择与之适应的温度。

（2）加药：将制备好的药粉或药浴液调入洗浴用水中。

（3）入浴：受术者宜清洗足部后，将足部置入足浴液中，使足部充分接触药浴液。

（4）洗浴：时间宜在10～30分钟以内。需根据个人年龄、疾病种类及体质特点选择相适应的洗浴时间。如：60 岁以上老年人时间建议在 20 分钟以内；更年期女性时间建议在 20 分钟以内；体虚自汗者时间建议在 10 分钟以内；阳虚痰湿者时间建议在 20～30 分钟。

（5）出浴：用 38 ℃～45 ℃的清水冲洗足部，以洗掉残留的药浴液。用柔软毛巾将足部擦干。

3. 治疗后处理

（1）适量饮温水、休息，避免受风寒。

（2）清洁和消毒足浴后的器具。

（五）疗程

每次浸泡 10～30 分钟，在晨起或睡前进行，每日 1 次，1 周为 1 个疗程。

（六）中药足浴疗法的适应证

1. 消化系统疾病

功能性胃肠病、胃下垂、慢性胃炎、慢性结肠炎、慢性肝病、慢性胆囊炎、脂肪肝等。

2. 呼吸系统疾病

上呼吸道感染、慢性咽炎、气管炎、支气管炎、支气管哮喘等。

3. 神经系统疾病

神经衰弱、中风后遗症、四肢神经麻痹、脑萎缩、阿尔茨海默病（老年性痴呆）等。

4. 外科疾病

下肢血栓性闭塞性脉管炎、趾甲炎、足趾变形等。

5. 五官科疾病

鼻炎、耳鸣、耳聋等。

6. 妇科疾病

月经失调、痛经、盆腔炎等。

7. 皮肤科疾病

湿疹、足癣、银屑病、顽癣、黄褐斑等。

8. 骨科疾病

颈椎病、腰椎病、类风湿关节炎、足底筋膜炎、跟骨骨刺、踝关节扭挫伤等。

9. 亚健康调理及中医预防保健

（七）注意事项及禁忌证

1. 注意事项

（1）病室环境宜安静舒适，室温适中，不要直接吹风，宜配以柔和的灯光和音乐，让患者心旷神怡，精神放松。足浴前应对患者进行心理调护，详细解释足浴的作用及方法，以取得患者的配合。

（2）为保证足浴的治疗时间，足浴前尽量排尽大小便。

（3）饭前 30 分钟、饭后 1 小时内、醉酒、过饥、过饱、过渴、极度疲劳等状态下不宜足浴。

（4）足浴温度不宜过高，一般控制在 38 ℃～45 ℃。足浴时间不宜过长，一般控制在 10～30 分钟。

（5）糖尿病、心脑血管疾病、原发性高血压患者足浴温度不宜过高，足浴时间不宜过长。

（6）足浴过程中若药液冷却，应加热后再用，或适当添加适量热水。

（7）冬天应在膝盖上加盖大毛巾保暖，足浴后立即擦干双脚，注意足部保暖。

2. 禁忌证

（1）烧伤、脓疱疮、水痘、麻疹、皮肤破溃伤口未愈合及足部外伤，下肢静脉血栓形成者。

（2）皮肤对药浴液过敏者。

（3）凝血功能障碍患者。

（4）急性心脑血管疾病、严重肺系疾病患者。

（5）妊娠期和月经期。

（八）可能的意外情况及处理方案

1. 足浴过程中应加强病情观察，注意患者神志、面色、汗出等情况，发现异常应立即停止并报告医生处理。

2. 若出现局部皮肤红疹、瘙痒等过敏现象，须停止治疗，并按皮肤过敏对症处理。

（九）不良反应

本治疗临床实践中未发现明显不良反应。

二、中草药蒸汽疗法

（一）起源与发展

中草药蒸汽疗法又称中草药熏蒸疗法、中草药汽浴疗法，是利用药物煮沸后产生的药液蒸汽来熏蒸人体一定部位，以达到治疗疾病目的的一种方法。

（二）中草药蒸汽疗法的主要特点和作用

1. 主要特点

（1）易于接受。

（2）简便易行。

（3）疗效显著。

2. 主要作用

（1）疏通经络、调和气血。

（2）健脾和胃。

（3）通痹止痛、温经散寒。

（4）解表祛邪、祛风除湿。

（三）中草药蒸汽疗法操作流程

1. 施术前准备

（1）医护人员详细询问患者病情，对患者的病情进行治疗前评估，把握好适应证。

（2）四诊合参并进行经络诊查，制定蒸汽疗法用药处方。

（3）医护人员向患者阐明治疗的目的、过程，以期配合。

2. 操作流程

（1）仪器准备：加特配中药液至药缸（药液至药缸内刻度线 1.6 L处）中，接通熏蒸床电源，温度调节钮调至最大，至蒸发器出现雾状药物颗粒。

（2）嘱患者卧于熏蒸床上，并充分暴露治疗部位，调节温度控制钮，至患者感觉温度合适为宜。

（3）根据病情，选择定位或循环治疗方式，并按下"计时/清零"按钮，计时器开始计时，待计时器显示为"零"，音响器工作，提示一次治疗结束，每次为 30 分钟。

（4）治疗完毕，用治疗巾擦干患者熏蒸部位，嘱其穿戴好衣服，并休息 5 分钟，观察有无不适。

（5）治疗可连续操作，间隔不必停机。治疗过程中注意药液蒸发量，适时注入沸水，切忌药液干涸后再加水。下一位患者治疗前，先用消毒水将熏蒸床擦拭干净，按"清零"按钮，待治疗开始时再按"计时键"。

（6）整理仪器：当日治疗完毕，将各机钮归零，关闭电源，将熏蒸床消毒备用，倒掉废液，擦干加热器外壳。

（四）疗程

每日 1～2 次，7～10 次为 1 个疗程。

（五）中草药蒸汽疗法适应证

1. 消化系统疾病

功能性胃肠病（胃食管反流病、功能性消化不良、肠易激综合征、功能性便秘、功能性腹泻）、慢性胃肠炎、慢性肝炎、慢性胆病、脂肪肝等。

2. 呼吸系统疾病

上呼吸道感染、支气管炎、支气管哮喘。

3. 妇科疾病

月经失调、痛经、慢性盆腔炎、附件炎等。

4. 骨科疾病

颈椎病、腰椎病等。

5. 神经系统疾病

中风后遗症等。

6. 皮肤科疾病

湿疹、足癣、银屑病、顽癣、黄褐斑等。

7. 亚健康及中医预防保健、体虚易感冒者

（六）注意事项及禁忌证

1. 严重高血压、结核病、重度贫血、大失血、急腹症、孕妇、心脏病、重症精神病患者，禁用本法。

2. 使用全身蒸疗时，要注意蒸汽温度应由低向高逐渐加热，使患者得以适应。蒸疗时可根据个人的耐受程度调节温度。

3. 对老年人及体质虚弱者，应密切加强监护，以免发生虚脱、晕厥。

4. 治疗结束后，及时穿戴衣服，注意保暖，避免感冒。

5. 治疗结束后适当饮用温水，补充水分。

（七）中草药蒸汽疗法治疗后的生理反应及其并发症

1. 生理反应

局部皮肤发红发热。

2. 并发症

该治疗并发症较少，有极少数可出现以下情况：①因汗出过多而出现心慌、胸闷、头晕、乏力等虚脱症状，宜立即停止治疗，并通知医生对症处理；②治疗中或治疗后出现皮肤红疹或瘙痒，须立即停止治疗，并通知医生按皮肤过敏对症处理。

第五章　手法类

一、小儿推拿疗法

（一）起源与发展

推拿疗法源远流长，是人类最古老的一种疗法，又是一门年轻而有发展前途的医疗科学，具有简便、舒适、有效、安全的特点。推拿作为一种自然疗法，没有药物的毒副作用，更是一种无创伤绿色疗法，深受老百姓喜爱。随着人类社会进步，古老的推拿疗法，正在为人类的医疗保健事业做出新的贡献。

儿科推拿学形成于明朝，是按摩推拿学的重要组成部分。由于儿童具有脏腑娇嫩、形气未充、生机蓬勃、发育迅速的生理特点，同时又具有抵抗力差、容易发病、传变较快、易趋康复的病理特点，因此小儿推拿与成人推拿相比也有许多不同之处。小儿推拿手法的要求是轻快、柔和、平稳、着实，适达病所，不可竭力攻伐。小儿疾病以外感和内伤饮食居多，病位多在肺、脾、肝三脏，在治疗上以解表、清热、消导、镇惊为主。

小儿推拿又称小儿按摩，是以中医理论为指导，应用手法于穴位进行补泻，以调整脏腑、经络气血功能，从而达到防治疾病的目的。该疗法具有适应证较广泛，疗效明显，操作方便，安全可靠，无副作用等优点。

（二）小儿推拿疗法主要特点和作用

1. 主要特点

（1）推法、揉法次数较多（推法为主，揉法为次）；摩法时间长；掐法则重、快、少，掐后用揉法。

（2）小儿推拿的手法常和经穴结合在一起，如补脾经。

（3）掐、拿、捏等重手法多在治疗结束后使用。

（4）小儿推拿在操作时常用一些介质，如姜汁、滑石粉、爽身粉、按摩油等以润滑皮肤，提高疗效。

（5）小儿推拿的穴位有点状（小天心）、线状（五经）、面状（摩腹）、环状（八卦）、弧状（运水入土）。

（6）小儿推拿的穴位以两手居多。"小儿百脉汇于两掌"。

（7）小儿推拿的穴位名称有些与成人相同，但位置不同（如攒竹），有些位置相同而名称不同（如龟尾、总筋）。

（8）小儿推拿上肢的穴位一般不分男女，但习惯上只推左手。

（9）推拿次数仅作 6 个月至 6 岁患儿临床应用参考。操作时可根据具体病情进行加减。《推拿三字经》曰："大三万，小三千，婴三百，加减良。"

（10）小儿推拿操作顺序是先头面，其次上肢，再次胸腹腰背，最后是下肢。在临证时必须审慎果断，治疗及时，若病情复杂或较重，应中西医结合治疗。

2. 主要作用

（1）协调脏腑、平衡阴阳。

（2）疏通经络、行气活血。

（3）调整脏腑功能、增强抗病能力。

（三）小儿推拿疗法的作用机制

1. 推拿手法作用于经络腧穴，可以疏通经络，行气活血，散寒止痛。

其中疏通作用有两层含义：首先，通过手法对人体体表的直接刺激，促进了气血的运行；其次，通过手法对机体体表做功，产生热效应，从而加速了气血的流动。

2. 推拿手法作用于人体体表上的相应经络腧穴，可以改善脏腑功能，增强抗病能力。手法对脏腑疾病的治疗有三个途径：一是在体表的相应穴位上，施以手法，通过经络的传导和调节发挥作用；二是脏腑的病变可在经穴上反映出来，故可通过经络补虚泻实；三是手法的作用部位包括一些特殊的身体反射区，故手法可协助刺激局部电生理及末梢神经反射。推拿手法通过对局部、经穴、脏腑功能的调整，使机体处于相对"阴阳平衡"的功能状态，有利于激发机体内的抗病因素，扶正祛邪。

（四）小儿推拿疗法的操作流程

1. 医生详细向患儿或患儿家属询问患儿病情，对患儿的病情进行治疗前评估，把握好适应证。

2. 四诊合参并进行经络诊查，制定穴位处方。

3. 医生向患儿及家属阐明治疗的目的、过程，以期配合。

4. 患儿平卧或坐于治疗床上，医生立于患者的一侧，充分暴露患者施术部位，在施术部位选择合适的推拿介质，根据患者年龄、病情、体质特点，选择合适的手法、操作频率及操作时长，力度以患儿舒适耐受为度。

5. 手法操作要遵循轻快、柔和、平稳、着实、适达病所、不可竭力攻伐的基本要求，做到"轻而不浮""重而不滞""刚中有柔""柔中有刚""刚柔相济"，强调力度的运用与手法技巧相结合。

6. 治疗后对患儿进行评估，并交代患儿家属治疗后的注意事项。

（五）疗程

每日 1～2 次，每次操作 15～20 分钟，10 次为 1 个疗程。

（六）小儿推拿疗法的适应证

1. 消化系统疾病

婴幼儿腹泻、痢疾、呕吐、腹痛、便秘、疳积、消化不良等。

2. 呼吸系统疾病

上呼吸道感染、发热、咳嗽、哮喘、百日咳、乳蛾等。

3. 代谢疾病和营养疾病

小儿佝偻病、营养不良、发育迟缓等。

4. 五官科疾病

小儿近视、弱视、散光等。

5、皮肤科疾病

麻疹等。

6. 神经系统病症

肌张力障碍、脑瘫等。

7. 外科病症

小儿肌性斜颈、脱肛、肠套叠等。

（七）注意事项及禁忌证

1. 医者的指甲须修剪圆滑，长短适宜，以不触痛患儿皮肤为宜。

2. 天气寒冷时，医者先将手搓热，待其手暖后方可操作，以防刺激患儿不能很好地合作。

3. 室内保持一定温度，不宜过冷过热，空气流通，环境安静，避免风吹着凉。

4. 医者态度和蔼，耐心细心，认真操作。

5. 患儿骨折、皮肤病、出血等部位，一般不宜推拿，急性传染病需要治疗时，应注意隔离治疗。

（八）可能的意外情况及处理方案

在临证时必须审慎果断，治疗及时，若病情复杂或较重，应中西医结合治疗。

（九）不良反应

本治疗临床实践中未发现明显不良反应。

二、面部刮痧疗法

（一）起源与发展

面部刮痧疗法，是根据面部生理结构，采用特制刮痧板，沿面部特定的经络穴位，实施一定的手法来治疗疾病的方法。

面部刮痧疗法是根据刮痧治病的原理派生出来的一种新颖治疗方法。刮痧疗法在我国源远流长，最早记载这一疗法的是元代医家危亦林撰写的《世医得效方》，其中卷二"沙症"一节这样写道"心腹绞痛，冷汗出，胀闷欲绝，俗谓绞肠痧，今考之，此症乃名干霍乱"。随后的明代医家对痧证及痧证治疗描述更为清晰准确。而清代郭志邃撰写一部《痧胀玉衡》，是关于痧症及痧症治疗具有代表性的专门著作。

（二）面部刮痧疗法的主要特点和作用

1. 主要特点

（1）操作简便，安全无创，无副作用。

（2）舒适度高，接受度高，易于推广。

2. 主要作用

（1）疏通经络、行气活血。

（2）调节脏腑、平衡阴阳。

（3）排毒养颜、舒缓皱纹、活血除疮、行气消斑。

（4）改善头面部血液循环、改善睡眠。

（三）面部刮痧疗法的作用机制

1. "头为诸阳之会"，头面部是人体手足三阳经及督脉等七条阳脉循行的部位，此外任脉也抵达头面部，故面部刮痧疗法通过对头面部经络穴位的刮拭刺激，能起到疏通相关经络并调节相应脏腑功能的作用。

2. 据全息生物学理论，生物体的整体由部分组成，部分在结构和组成上与整体相似，含有整体的全部信息，即"全息"。而面部全息理论即是说面部的某一区域部位都对应着相应的脏腑，具体如下：心在额，肾在颏，两眉中间（印堂）属肺；两眼之间（山根）属心；鼻主脾，鼻梁中上段（年上、寿上）属肝，两侧属胆；鼻尖（准头）属脾，两侧鼻翼属胃；鼻翼上方临颧骨处属小肠，颧骨高起处的下缘属大肠；左颊为肝，右颊属肺，耳前命门处属肾；人中两边属泌尿系统。故面部刮痧疗法可以治疗与其相应脏腑的病证。如刺激鼻尖及鼻梁可以调节脾胃功能，缓解相应症状。

（四）面部刮痧疗法的操作流程及具体操作方法

1. 医者详细询问患者病情，对患者的病情进行治疗前评估，把握好适应证。

2. 四诊合参并进行经络诊查，制定穴位处方。

3. 医者向患者阐明治疗的目的、过程，以期配合。

4. 嘱患者仰卧位平躺于治疗床上，充分暴露患者面部，医者坐于患者头部端，为患者面部皮肤进行适当清洁，并均匀涂抹刮痧油，用专用面部刮痧板（玉板、牛角板均可），按由额头至下巴、由鼻中至两侧、顺肌肉纹理走向进行刮痧。此过程重复3～4次，直至患者面部肌肤轻微充血潮红、自觉面部微热即可。

5. 面部刮痧手法应轻柔、深透，用力要均匀，面部属暴露之肤，不必追求刮出"痧斑"，刮出"痧气"即可，以受术者面部皮肤红润、自觉面部微热为宜。

6. 面部重要穴位及阳性反应点（结节、痛点）可重点刮拭，以加强疗效。

7. 治疗后对患者进行评估，并交代患者治疗后的注意事项。

（五）疗程

1 周可治疗 1～3 次，10 次为 1 个疗程。

（六）面部刮痧疗法的适应证

1. 各种脏腑功能失调引起的"面子问题"

面色萎黄暗沉、黄褐斑、痤疮、黑眼圈、眼袋、毛孔粗大、面部肌肤下垂等。

2. 原发性失眠

即排除任何一种躯体疾病或精神障碍症状所导致的失眠，表现为持续相当长时间的对睡眠的质和量不满意的状况。患者感到忧虑或恐惧、心理上恶性循环使本症持续存在。

3. 原发性头痛

即排除可能引发头痛的相关器质性疾病，特别是代谢性疾病、内分泌疾病、炎症性疾病、各种结缔组织病或高血压等所致的头痛，原发性头痛约占头痛的 90%，主要包括偏头痛、紧张型头痛、丛集性头痛等。

（七）注意事项及禁忌证

1. 皮肤局部有感染、肿块、破溃禁用。
2. 皮肤过敏体质、孕妇、月经期患者慎用。
3. 首次接受面部刮痧治疗时，少部分患者痛感较为明显，医者需做好心理疏导工作，同时采用由轻渐重的治疗手法，以提高患者舒适度。
4. 刮痧后嘱患者饮适量温水，以促进血液循环和淋巴排毒，且面部须避风避寒至少 3 小时，以防面部受风寒而影响疗效。

（八）面部刮痧疗法治疗后的生理反应及其并发症

1. 生理反应：面部刮痧后会出现面部微热或烘热感觉，外观较为充血红润，痧气重者在局部可能会出现少许痧印，一般第二日可自然消失，无需特别处理。

2. 该治疗几乎没有并发症及不良反应。

第六章　鼻嗅类

鼻嗅疗法

（一）起源与发展

鼻嗅疗法，是通过鼻嗅吸入药气或药烟，使药物通过鼻黏膜迅速吸收，进入血液而发挥药理效应，从而达到治疗疾病的一种方法。此法古已有之，它不仅在民间流传，而且一些名医也用此法治病。如清代叶天士即用常山饮炒嗅治疗疟疾。吴尚先在《理瀹骈文》中收载有十余首鼻嗅方药，治疗头痛、呃逆、疟疾、产后血晕等病证。主要适用于不便服药的婴幼儿以及一些难以服药之证。

（二）鼻嗅疗法的主要特点和作用

1. 主要特点

（1）简便有效。

（2）易于接受。

2. 主要作用

（1）通关开窍。

（2）升降气机。

（3）发汗祛邪。

（4）行气活血。

（5）醒脑安神。

（三）鼻嗅疗法的操作流程

用瓶装药物，敞开瓶口置患者鼻下，让患者吸其药气，或用药物煮汤，趁热让患者以鼻嗅其蒸汽，或将药物卷入纸筒，点燃生烟，让患者用鼻嗅其烟。

（四）疗程

每日 1 次，每次 0.5～1 小时，3 次为 1 个疗程。

（五）鼻嗅疗法适应证

1. 厥脱

参附救脱饮：醋 30 g，人参 12 g，黄芪 15 g，白术 9 g，附子 9 g。速取 30 g 醋入壶，置猛火炉上，用竹管一端插入壶嘴，一端对准患者口鼻熏之，并速配大剂药液（人参 12 g，黄芪 15 g，白术 9 g，附子 9 g），入于醋中煎熏至神志苏醒。功能补气生血，回阳固脱。主治血厥。

2. 呃逆

雄黄止呃散（《中国秘方全书》）：雄黄 6 g，高粱酒 12 g。雄黄研粉，与高粱酒调匀，放在水杯内。取一大碗，盛水，碗下加温，把盛药水杯放入大碗内，隔水炖煮，以鼻闻之。功能温中散寒，降逆止呃。主治大病之后，元气虚亏，呃逆不止。

3. 小儿感冒

葱姜饮：葱白 12 g，生姜 10 g，紫苏叶 20 g，苍耳子 12 g。诸药共煎后趁热熏口鼻，每日数次，每次 20～30 分钟，3 日为 1 个疗程。功能发散风寒。主治小儿感冒初起。

（六）注意事项及禁忌证

1. 使用本法时，须先分析药物烟气中所含物质，如含有害物质较多，则不能使用。如烟草的烟雾中含有尼古丁、一氧化碳、一氧化氮、氢氰酸、乙烯醛等，可引起肺癌、口腔癌、食管癌等，因此吸烟法应慎用。

2. 嗅吸药物蒸汽时，鼻与药物之间应注意保持适当距离，不可太近，以免烫伤。

第七章　贴敷类

穴位贴敷疗法

（一）起源与发展

穴位贴敷疗法，是以中医经络学说为理论依据，把药物研成细末，选用水、醋、酒、蛋清、蜂蜜、植物油或清凉油等介质与药液调成糊状，或用呈凝固状的油脂（如凡士林等）、黄醋、米饭、枣泥制成软膏、丸剂或饼剂，或将中药汤剂熬成膏，或将药末散于膏药上，再直接贴敷穴位、患处（阿是穴），用来治疗疾病的一种无创穴位疗法。它是中医治疗学的重要组成部分，是我国劳动人民在长期与疾病作斗争中总结出来的一套独特的、行之有效的治疗方法，它经历了无数次的实践、认识、再实践、再认识的发展过程，有着极为悠久的发展历史。

穴位贴敷疗法不但国内影响广泛，在国外也逐渐兴起，如德国慕尼黑大学医学部发明的避孕膏，贴敷在腋下可收到良好的避孕效果；日本大正株式会社研制的中药贴膏深受人们欢迎，如温经活血止痛的辣椒膏等。

（二）穴位贴敷疗法的主要特点和作用

1. 主要特点

（1）作用直接、适应证广。

（2）用药安全、诛伐无过。

（3）简单易学、便于推广。

（4）取材广泛、价廉效优。

（5）疗效确切、无创无痛。

2. 主要作用

（1）温经活血。

（2）行气止痛、疏经通络。

（3）调和阴阳。

（4）健脾和胃。

（三）穴位贴敷疗法操作流程

1. 医生详细询问患者病情，对患者的病情进行治疗前评估，把握好适应证。

2. 四诊合参并进行经络诊查，制定穴位处方及中药配方。在经络辨证的基础上选出相关的穴位，并且对穴位周围进行循按，如有阳性反应点，如酸、胀、麻、痛作为最佳穴位贴敷处。所有中药配方均用中药粉碎机打成药粉，配以生姜汁或其他合适的介质，调成药膏状，以便塑形贴药用。

3. 医生向患者阐明治疗的目的、过程，以期配合。

4. 制作贴敷药膏，将药膏贴敷于患者相应穴位。将医用橡皮膏制作成约 4 cm×4 cm 正方形状，再将大约 5 g 药膏（指头大小）放至橡皮膏正面中心，右手拇指按于膏药上方，示指、中指放于橡皮膏背面，对准选定的穴位贴敷，之后按压平稳，再用橡皮膏做成约 1 cm×20 cm 长方形条状固定。

5. 治疗后对患者进行评估，并交代患者治疗后的注意事项。

（四）疗程

每日 1 次，7～14 次为 1 个疗程。

（五）穴位贴敷疗法适应证

1. 消化系统疾病

功能性胃肠病（胃食管反流病、功能性消化不良、肠易激综合征、功能性便秘）、慢性胃肠炎、溃疡性结肠炎、慢性肝炎、慢性胆病、脂肪肝等。

2. 呼吸系统疾病

上呼吸道感染、支气管炎、支气管哮喘、慢性肺源性心脏病、肺气肿缓解期等。

3. 循环系统疾病

原发性高血压、冠心病等。

4. 代谢疾病和营养疾病

高脂血症、肥胖症等。

5. 五官科疾病

慢性鼻炎、变应性鼻炎等。

6. 妇科疾病

月经失调、痛经、慢性盆腔炎、附件炎等。

7. 儿科疾病

婴幼儿消化不良、小儿厌食症、小儿遗尿症等。

8. 骨科疾病

颈椎病、腰椎病、膝关节病、类风湿性关节炎等。

9. 外科疾病

跌打损伤等。

10. 亚健康调理及中医预防保健

（六）注意事项及禁忌证

1. 凡用溶剂调敷药物的，需随调配随敷用，以防蒸发。贴敷时长一般为：成人 4～6 小时，儿童 1～2 小时。如有个别患者在规定时间以内自觉敷药处有辣痛痒等感觉且难以承受者，则提前自行取下药膏。

2. 贴药后注意防止药贴脱落，嘱患者避免出汗过多或剧烈运动。

3. 对胶布过敏者，可改用纱布或绷带固定贴敷药物。

4. 对刺激性强的药物，贴敷时间不宜过长，不主张贴敷发泡。

5. 过敏体质、孕妇、月经期及糖尿病患者慎用或遵医嘱。

6. 皮肤局部有感染、肿块、破溃时禁用。

7. 对孕妇、儿童，应避免贴敷刺激性强、毒性大的药物。

8. 治疗后至少 2 小时后方可淋浴，当日不宜泡澡、游泳等。

（七）穴位贴敷治疗后的生理反应及其并发症

1. 生理反应

贴敷后，局部可能出现红、肿、痛、热等无菌性炎症反应、局部皮肤红疹伴瘙痒，甚至可出现皮肤起疱，一般反应无需特别处理。若出现较为严重的反应，则需至专业医疗机构进行及时处理。

2. 并发症

该治疗并发症较少，有极少数可出现以下情况：①局部并发感染；②过敏反应。若出现以上情况症状轻者，如局部出现轻微红肿、疼痛，可予以观察，无需特殊处理。症状严重者需及时就医，予以抗感染、抗过敏等对症治疗。

第八章　烫熨类

一、烫熨疗法

（一）起源与发展

烫熨疗法，是将配好的中药、药盐或药土炒热，装入药包中烫熨患者体表的一定穴位或部位，以防治疾病的一种治疗方法。它是在中医基础理论的指导下，借用温热之力，将中草药熨贴患处，使药性直达病所，能更加充分地发挥中药药效。该疗法起源很早，《灵枢·病传》曰："或有导引行气、跷摩、灸、熨、刺、饮药之一者。"可见《黄帝内经》已把熨法作为一种独立的治疗方法而提出。

（二）烫熨疗法的主要特点和作用

1. 主要特点

（1）应用广泛。

（2）易于接受。

（3）简便易行。

2. 主要作用

（1）温经散寒。

（2）温通经络、活血逐痹。

（3）健脾和胃，消食止泻。

（4）消瘀散结、通络止痛。

（三）烫熨疗法的操作流程

1. 医生详细询问患者病情，对患者的病情进行治疗前评估，把握好适应证。

2. 四诊合参并进行经络诊查，制定穴位处方及中药配方。

3. 医生向患者阐明治疗的目的、过程，以期配合。

4. 炒药：将根据一定比例配伍好的中药装入炒锅内，用电磁炉炒热至 40 ℃～50 ℃。

5. 选包：根据患者病情与个体差异，选择不同大小的烫熨包。

6. 烫熨：在烫熨包内装入加热好的中药，包口用绳子系紧，先在医护人员手背上试温，温度适宜即可置于患者患处，运用滚、揉等法直接烫熨穴位或部位，时间为 20～30 分钟。操作过程中密切观察局部皮肤的颜色，询问患者对温度的反应，及时调整速度、温度或停止操作。

7. 治疗后对患者进行评估，并交代患者治疗后的注意事项。

（四）疗程

每日 1～2 次，7～15 日为 1 个疗程。

（五）烫熨疗法适应证

1. 消化系统疾病

功能性胃肠病（胃食管反流病、功能性消化不良、肠易激综合征、功能性便秘）、慢性胃肠炎、溃疡性结肠炎、慢性肝炎、慢性胆病、脂肪肝等。

2. 呼吸系统疾病

上呼吸道感染、慢性支气管炎、支气管哮喘等属于寒湿、虚寒证者。

3. 妇科疾病

月经失调、痛经、慢性盆腔炎、附件炎等。

4. 自身免疫性疾病

类风湿关节炎等。

5. 骨科疾病

颈椎病、腰椎病、膝关节病、肩周炎等。

6. 儿科疾病

婴幼儿腹泻、腹痛、小儿厌食、小儿遗尿等。

（六）注意事项及禁忌证

1. 根据病情及治疗部位，选择合适的体位，体位宜平正舒适，既有利于准确选择穴位，又有利于治疗的顺利完成。

2. 阴虚阳亢、邪实内闭及热毒炽盛等病证禁用。

3. 对颜面部、阴部、有大血管分布等部位不宜施治，对于妊娠期妇女的腹部及腰骶部不宜施治。

4. 意识障碍，或皮肤局部有感染、肿块、破溃等禁用。

5. 注意掌握好烫熨包的温度，避免烫伤。

6. 治疗后至少 2 小时后方可淋浴，当日不宜泡澡、游泳等。

（七）烫熨治疗后的生理反应及其并发症

1. 生理反应

烫熨治疗后局部皮肤潮红。

2. 并发症

该治疗并发症较少，有极少数可出现局部皮肤烫伤。如皮肤局部轻微红肿疼痛，无需特殊处理，或可擦少许烫伤膏；如烫伤部位发生水疱的小于 1 cm 的，予以观察无需特殊处理，防止擦破引起感染；大的水疱在无菌的条件下刺破引流，进行局部皮肤消毒后，覆盖无菌敷料，防止感染。

二、中药蜡疗

（一）起源与发展

中药蜡疗，是针对传统蜡疗疗法温度不易掌控、石蜡反复利用率不高、无中药透皮吸收的缺点而改进的疗法。该疗法将由 30 多种名贵中药打粉加姜汁调和而成的中药膏敷于患处再覆上装有液体蜡水的蜡袋，以达到防治疾病的目的。作为一项改良中医药疗法，本法简便易行、绿色环保（石蜡可反复利用）；本法能更好地控制石蜡温度，减少石蜡烫伤情况；本法还可提高疗效，利于药物经皮吸收；本法安全，对皮肤无明显副作用。

（二）中药蜡疗的主要特点和主要作用

1. 主要特点

（1）作用直接，适应证广。

（2）用药安全。

（3）简单易学，便于推广。

（4）疗效确切，无创无痛。

2. 主要作用

（1）温经散寒。

（2）活血通络止痛。

（3）调和阴阳。

（4）健脾和胃。

（5）抗炎消肿。

（6）祛风除湿。

（三）中药蜡疗操作流程

1. 医生详细询问患者病情，对患者的病情进行治疗前评估，把握好适应证。

2. 四诊合参并进行经络诊查，在脏腑经络辨证的基础上选出相关的穴位或部位，并且对穴位周围进行循按，如有阳性反应点（如酸、胀、麻、痛、结节等），可作为最佳治疗部位。

3. 医生向患者阐明治疗的目的、过程，以期配合。

4. 调制备好中药敷料，将熔化的蜡水装袋封好。

5. 协助患者取舒适体位，暴露蜡疗部位，注意保暖及保护隐私。

6. 用纱布清洁皮肤，将中药敷料置于治疗部位，热蜡袋置于中药敷料之上。询问患者感受，观察局部皮肤，防止蜡液溢出。

7. 治疗完毕，取下中药敷料与蜡袋，清洁局部皮肤。

8. 治疗后对患者进行评估，并交代患者治疗后的注意事项。

（四）疗程

每日 1 次，每次治疗时间为 15～20 分钟，7～14 次为 1 个疗程。

（五）中药蜡疗的适应证

1. 消化系统疾病

功能性胃肠病（胃食管反流病、功能性消化不良、肠易激综合征、功能性便秘）、慢性胃肠炎、溃疡性结肠炎、慢性肝炎、慢性胆病、脂肪肝等。

2. 呼吸系统疾病

上呼吸道感染、支气管炎、支气管哮喘等。

3. 代谢疾病和营养疾病

糖尿病、高脂血症、肥胖症等。

4. 五官科疾病

慢性鼻炎、变应性鼻炎等。

5. 妇科疾病

月经失调、痛经、慢性盆腔炎、附件炎等。

6. 儿科疾病

婴幼儿消化不良、功能性腹痛、慢性腹泻、小儿厌食、小儿遗尿等。

7. 骨科疾病

颈椎病、腰椎病、膝关节病、腰肌劳损等。

8. 亚健康调理及中医预防保健

（六）注意事项及禁忌证

1. 凡用溶剂调敷药物的，需随调配随敷用，以防蒸发。

2. 装蜡前注意检查蜡袋是否破损，装蜡后注意封口严实，防止蜡袋漏蜡导致皮肤烫伤。

3. 治疗过程中，如果患者感觉太灼热，可揭起片刻再敷上，或可在中药敷料及蜡袋中间垫放塑料袋隔热。如患者施治部位皮肤感觉较差，医护人员应先用手试温，待温度适宜时再放置于患处。

4. 过敏体质、孕妇、月经期、糖尿病、温度感觉障碍者慎用。

5. 皮肤局部有感染、肿块、破溃禁用。

6. 治疗结束 2 小时后方可洗浴。

（七）治疗后的生理反应及其并发症

1. 生理反应

治疗后，局部皮部可出现红、热等反应，无需特别处理。

2. 并发症

该治疗并发症较少，有极少数可出现以下情况：①局部并发感染；②过敏反应。若出现以上情况症状轻者，如局部出现轻微红肿、疼痛，可予以观察，无需特殊处理。症状严重者需及时就医，予以抗感染、抗过敏等对症治疗。

第九章　民族医疗类

一、壮医药线点灸疗法

（一）起源与发展

壮医药线点灸疗法，是通过以壮医秘方浸泡过的苎麻线点燃后直接灼灸在患者体表的一定穴位或部位，以疏通气道、谷道、水道，调节龙路、火路气机，从而达到治疗疾病的目的。

壮医药线点疗法是流传于广西壮族民间的一种灸疗法，20世纪80年代中期，经广西壮族自治区的针灸工作者的发掘整理和规范，通过广西中医学院壮医研究所及壮医门诊部进行大量的实验研究及临床观察后，向全国、港澳台地区及美国、英国、澳大利亚、新加坡等国推广应用，取得了较好的社会效益。

（二）壮医药线点灸疗法的主要特点和作用

1. 主要特点

（1）应用广泛。

（2）易于接受。

（3）简便易行。

（4）常选特定穴。

2. **主要作用**

(1) 疏通经络、调和气血。

(2) 健脾和胃、消食止泻。

(3) 通痹止痛、祛风止痒。

(4) 活血化瘀、消肿散结。

（三）壮医药线点灸疗法操作流程

1. 医生详细询问患者病情，对患者的病情进行治疗前评估，把握好适应证。

2. 四诊合参并进行经络诊查，制定穴位处方。

3. 医生向患者阐明治疗的目的、过程，以期配合。

4. 持线：示指拇指持线的一端，并露出线头 1～2 mm。

5. 点火：将露出的线端在火源上点燃，如有火焰必须扑灭，只需线头有火星即可。

6. 施灸：持有火星线端对准穴位，顺应性腕和拇指屈曲动作，拇指指腹稳重而敏捷地将有火星线头直接点按于穴位上，一按火灭即起为 1 壮，一般 1 穴灸 2～3 壮，灸时可有轻微灼热感。

7. 治疗后对患者进行评估，并交代患者治疗后的注意事项。

（四）疗程

每日 1 次，7～10 次为 1 个疗程。

（五）壮医药线点灸疗法适应证

1. 消化系统疾病

功能性胃肠病（胃食管反流病、功能性消化不良、肠易激综合征、功能性便秘、功能性腹泻）、慢性胃肠炎、慢性胆病、脂肪肝等。

2. 呼吸系统疾病

上呼吸道感染等。

3. 五官科疾病

变应性鼻炎、急性结膜炎、睑腺炎等。

4. 妇科疾病

月经失调、痛经、慢性盆腔炎、附件炎等。

5. 皮肤科疾病

荨麻疹、湿疹、银屑病、带状疱疹等。

6. 外科疾病

乳腺小叶增生、痔疮、多发性脂肪瘤、软组织损伤等。

7. 儿科疾病

婴幼儿消化不良、小儿厌食、小儿遗尿等。

（六）注意事项及禁忌证

1. 持线时，火端必须露出线头，以略长于拇指为度，太长不便点火，太短易烧着术者指头。

2. 必须掌握火候，施灸时以线头火星最旺时为点按良机，不要平按，要使珠火着穴。

3. 施灸手法是决定疗效的重要因素，必须注意手法，严格掌握"以轻应轻，以重对重"的原则。

4. 灸后局部有灼热感或痒感，不要用手抓破，以免感染。

5. 灸前宜定好体位，以坐位或卧位为宜。

6. 灸时点一次火灸一壮，再点再灸。

7. 眼球及孕妇禁灸。

8. 施治后皮肤可留有印痕，须向患者提前说明。

（七）壮医药线点灸治疗后的生理反应及其并发症

1. 生理反应

局部皮肤发红，留有印痕。

2. 并发症

该治疗并发症较少，有极少数可出现局部并发感染。

二、壮医药竹罐疗法

（一）起源与发展

壮医药竹罐疗法，是将特制的竹罐置于煮沸的中药液加热，然后将竹罐吸拔于治疗部位上，使局部皮肤充血或瘀血，以达到祛风散寒、温经通络、消肿止痛目的的一种治疗方法。该法既可以直接通过负压作用改善局部血液循环，又可以在吸拔皮肤时通过张开的毛孔将药物蒸汽渗透到局部组织，起到局部的熏蒸作用，形成双重功效，加强治疗作用。适用于证属寒证、寒湿证、外感风寒湿邪、风湿痹证等各科疾病。

（二）壮医药竹罐疗法的主要特点和作用

1. 主要特点
（1）患者依从性高、疗效可靠。

（2）操作简便、易于普及。

（3）中药与拔罐协同作用。

2. 主要作用
（1）协调脏腑、平衡阴阳。

（2）疏通经络、行气活血。

（3）扶正固本。

（4）排除湿瘀毒邪。

（三）壮医药竹罐疗法的操作流程

1. 医生详细询问患者病情，对患者的病情进行治疗前评估，把握好适应证。

2. 医生向患者阐明治疗的目的、过程，以期配合；根据患者年龄、身体胖瘦选取型号与之相合适的竹罐。

3. 嘱患者充分暴露背部后，抱枕卧于治疗床上，操作者沿患者背部膀胱经第一侧线（脊柱正中线旁开 1.5 寸）、第二侧线（脊柱正中线旁开 3 寸）以及督脉（脊柱正中线）进行坐罐。具体操作如下：用煮沸的中药液加热特制的竹罐，待稍冷却后吸拔于治疗部位上，待竹罐冷却后起罐。

4. 清洁皮肤，嘱患者及时穿戴衣物，注意保暖。

5. 治疗后适当饮用温水，补充水分，促进血液循环。

6. 治疗后对患者进行评估，并交代患者治疗后的注意事项。

（四）疗程

每日 1 次，7～10 次为 1 个疗程。

（五）壮医药竹罐疗法适应证

1. 消化系统疾病

功能性胃肠病（胃食管反流病、功能性消化不良、肠易激综合征、功能性便秘等）、慢性胃肠炎、溃疡性结肠炎、慢性肝炎、慢性胆病、脂肪肝等。

2. 呼吸系统疾病

上呼吸道感染、支气管炎、支气管哮喘等。

3. 骨科疾病

颈椎病、腰椎病等。

4. 儿科疾病

小儿遗尿、小儿厌食、小儿消化不良等。

5. 亚健康及中医预防保健

（六）注意事项及禁忌证

1. 老人、小孩及久病虚弱者在进行坐罐时手法宜轻柔、刺激量点到为止（施术部位皮肤潮红即止），切记不可满足患者舒适感而延长施术时间，一般不超过 10 分钟。

2. 施术者注意待竹罐稍冷却后及稍干后再进行留罐，防止药液滴落或竹罐烫伤皮肤。

3. 皮肤局部有感染、皮疹、肿块、破溃时，不宜施用此法。

4. 注意施术部位保暖，寒冷季节可在空调房进行，分段分部位操作，以防止受术者感冒。

5. 过敏体质、孕妇、月经期及有出血倾向性疾病者慎用。

（七）壮医药竹罐疗法治疗后的生理反应及其并发症

1. 生理反应

局部皮肤发热感。

2. 并发症

该治疗并发症较少，有极少数可出现以下情况：①局部皮肤起疱；②对药液过敏。

第十章 特色疗法类

五音疗法

（一）起源

五音疗法，是根据传统中医阴阳五行学说对疾病进行辨证，然后运用五种属性（宫、商、角、徵、羽）的音乐调治疾病的独特治疗方法。早在2000多年前的先秦至两汉时期，祖国医学的经典著作《黄帝内经》中即提出了五音疗法，如《灵枢·邪客》曰："天有五音，人有五脏；天有六律，人有六腑。此人之与天地相应也。"《素问·举痛论》曰："百病生于气……而止于音。"《素问·阴阳应象大论》曰："角谓木音，调而直也；徵谓火音，和而美也；宫谓土音，大而和也；商谓金音，轻而劲也；羽谓水音，沉而深也。"《素问·金匮真言论》曰："东方青色，入通于肝……其病发惊骇……其音角……南方赤色，入通于心……故病在五脏……其音徵……"等，将五音与五脏相应，认为不同属性的声音、不同色彩的音乐对人的情绪和脏腑功能有不同的影响。

（二）五音特性、功能、适应范围

1. 角音

（1）特性：角音具有舒展、升发的特性（五行属木），具有调神、提振情绪的良好作用，亦可调和肝胆的疏泄，兼有助心、和胃的作用。正角调式音乐及情感色彩温和而积极向上的音乐（简称"角乐"），其结构中角音居多，其流畅轻盈的民乐曲风，配以清脆嘹亮的笛音，让人感受到充满生机的春意。

（2）功能和适应范围：角为春音，属木，主生，通于五脏之将军——肝。角乐能促进全身气机的展放，调节肝胆的疏泄，兼有助心、健脾和胃的作用。

1）用于养生保健：可养肝畅气，肝不足者，春季宜多听。

2）用于练功：可促进经脉的疏通，动功宜配用。

3）用于调神：可提神醒脑，困倦而又必须继续工作时宜听用。

4）用于体育运动：可提高兴奋性，赛前竞技状态较差时，边作准备活动边听角乐。

5）用于治疗：可防治肝气郁结、肝气犯胃、肝气犯脾等诸证。症见肋胀胸闷、食欲不振、胀气泛酸、腹痛下痢、性欲低下、月经失调、胆小易惊、心情郁闷、精神不快、烦躁易怒等症。

角音在五行属木，通肝，五志属怒。木在五行中的特性，为可曲可直、舒畅、条达、生长升发等。入肝胆之经，可以疏肝利胆，保肝养目，平稳血压、降血脂，夜间休息时听可有助于安神入睡，对疑神疑鬼、心神不安、易受惊吓、心中忧郁的人，起到很好的安神助胆、疏肝解郁的功效。多听角乐，可以转移性情、裨益精神、安定魂魄、消除失眠，令人身心合一，重新找到原始平和的人性。多听角乐，使人有恻隐之心，且能慈悲爱人。

（3）乐曲介绍：角乐一般由古箫、竹笛、木鱼等木行乐器演奏，描绘出大地春回、万物萌生、生气蓬勃的画面，音乐舒展、悠扬、深远，使人飘逸欲仙；高而不亢，低而不臃，绵绵不断，好似枯木逢春，春意盎然；流畅轻盈的民乐曲风，仿佛在邀约听者一同泛游在明媚的春景之中。

角乐常用的曲目有《鹧鸪飞》《春风得意》《江南丝竹乐》《江南好》《春之声圆舞曲》《蓝色多瑙河圆舞曲》《碧叶烟雨》《胡笳十八拍》等。当遇到挫折，精神受损时，应听角乐，此类乐曲生机勃勃，清丽俊逸，能使其从悲伤受挫的精神中解脱出来。

推荐欣赏时间和推荐曲目：①肝气郁结的人群宜在上午7～11时听阳调角乐如《春之声圆舞曲》《蓝色多瑙河圆舞曲》《江南好》等曲调亲切清新、生气蓬勃的音乐，能疏导抑郁的情绪；音量宜适中，使肝气缓缓疏泄。②肝阳上亢、肝阴亏虚的人群在情绪波动较大时先听商乐（即商调式音乐及悲伤色彩较浓的音乐）平抑肝阳，控制情绪，如德沃夏克的《自新大陆》，艾尔加的《威风堂堂》《十面埋伏》，云南彝族《跑月歌》等，可佐金平木，用肺金的肃降制约肝火的上亢；随后可于夜晚21～23时听阴调角乐如《碧叶烟雨》《胡笳十八拍》，音量宜偏小，助肝阳缓缓内收。肝气调顺需要木气练达，而在《胡笳十八拍》中属于金的商音元素稍重，可以克制体内过多的木气，同时曲中婉转地配上了较为合适的属于水的羽音，水又可以很好地滋养木气，使之柔软、顺畅。

伴茶：准备一杯绿茶，里面放少许白茶，以起到舒顺肝气的作用。

2. 徵音

（1）特性：徵音具有热情、奔放、欢快的特性，可达到振作精神的良好作用。正徵调音乐及情感色彩热情欢快的音乐（简称"徵乐"），其构成中徵音居多，再配以热情高亢的唢呐与管弦类乐器进行演奏，可以充分传递出热烈、欢快、喜庆的气氛。

徵属火，唢呐活跃高亢的声音与管弦乐气势磅礴的音响效果共同体现"火"的属性；接着由轻快流畅的乐曲逐渐提升，乐曲的气氛欢快活泼，充分的表现了徵乐的属性。

（2）功能和适应范围：徵为夏音，属火，主长，通于五脏之君主——心。徵乐能调节全身气机、调节心脏功能、兼有助脾胃、利肺气的作用。可强化心脏的功能，能促进全身气机上升，有利防治气机下陷，具有养阳助心、补脾利肺、泻肝火的作用。

1）用于养生保健：心力不足者，夏季宜多听。

2）用于练功：可促进气血通行，动功宜配用。

3）用于调神：可振奋精神、提高效率，注意力不易集中时宜听用。

4）用于体育运动：可激发斗志、提高兴奋性，准备活动后期至出场参赛前宜听用。

5）用于治疗：可防治内脏下垂、头晕目暗、神疲力竭、神思恍惚、心悸怔忡、胸闷气短、情绪低落、畏寒、四肢寒冷等心阳虚、心脾两虚证。

火是万物的动力，代表心脏，有热量，丝弦的声音可以拨动人的心弦。《黄帝内经》指出：火通心经，疏导小肠经，丝弦音调理神志，疏导血脉，平稳血压，疏通小肠，祛毒疗伤。聆听属火的徵乐可以使心、小肠处在沉稳和谐的生理状态之中。

（3）乐曲介绍：徵乐的旋律通常热烈、欢快、活泼、轻松，如火焰跃动、热力四散。徵音通心，五志属喜。古琴、小提琴等丝弦乐器所发之音，入心经、小肠经，主理心脏和小肠的健康。古琴、古筝弹奏出远古的回音，配上轰然绵延的背景音乐，逐步加快节奏，清脆悦耳的打击乐的咚呛声出现，展现出长河落日的远景。雁过翎翅声、鸣叫声声由远及近，由近而远去，风生水起，云蒸霞蔚，表现出中国远古文化长河优美的回音和片段，令人发思古之幽情。听徵乐，使人乐于行善，并且爱好施舍。

徵乐常见于《喜洋洋》《喜相逢》《金色狂舞曲》《步步高》《洪湖水浪打浪》《茉莉花》等各种吹打乐。

推荐欣赏时间和推荐曲目：①平素情绪消极的人群，可在中午11～13时听阳调徵乐，推荐曲目：《欢乐颂》《喜洋洋》《春节序曲》《洪湖水浪打浪》等，这类乐曲旋律热烈欢快，有振奋精神的作用，可用于情绪低迷的时候或者长期情绪消极的人群，能使人奋发向上；音量宜由小到稍大，以使心阳逐渐振奋。②平素心浮气躁的人群，在心情烦躁的时候可听些羽乐（即羽调式音乐及具有潜镇、沉静性质的音乐），如《汉宫秋月》《嘎达梅林》等，以缓和、制约、克制浮躁情绪；平时可在夜晚19～21时听阴调徵乐，推荐曲目《紫竹调》，这首曲目运用属于火的徵音和属于水的羽音配合很独特，补水可以使心火不至于过旺，补火又可使水气不至于过凉，利于心脏的功能运转。

伴茶：准备一杯红茶，略加少量绿茶，可以调节心气。

3. 宫音

（1）特性：宫音具有端庄、敦厚的性质，可达到调神、稳定心理的良好作用，亦可调和脾胃、平和气血。宫调式音乐及情感色彩平稳庄严的乐曲（简称"宫乐"），其构成以宫音为基础，配以埙、笙、竽、葫芦丝等乐器演奏，让人产生一种大地蕴涵万物、辽阔宽厚的画面。

古埙的乐音低沉、缓慢、浑厚，仿佛来自遥远的夜空，而小提琴为丝弦乐音，丝为火，火生土，引人进入宁静混沌的宇宙空间。土音是万物化生的元音动力，动物植物由单一细胞生化形成，代表新生命的即将诞生，推动着大自然的变迁和动物植物的生发蜕化，配合鼓声，鼓声鼓动先天的真气运化，表达各种生物节律与心脏跳动的声音，推动先天真气由单一细胞转化成多元细胞的分化，一分为二，二分为四，四分为八，直至进化到原始人类……

（2）功能和适应范围：宫为长夏音，属土，主化，通于五脏中的后勤部长——脾。宫乐能促进全身气机的协调与稳定，调节脾胃之气的升降，兼有保肺气、利肾水的作用，防治气的升降紊乱。

1）用于养生保健：可调和脾胃，脾胃较弱者，长夏宜多听。

2）用于练功：可平和气血，促进入静，静功宜配用。

3）用于调神：可稳定心理，需深思熟虑，慎密思考时宜听用。

4）用于体育运动：可提高稳定性，对需要发挥技巧的比赛项目，赛前过度紧张、心理不稳定者宜听用。

5）用于治疗：适用于恶心呕吐、腹泻、饮食不化、腹胀、消瘦乏力、神衰失眠、肺虚气短、小便短少等脾胃虚弱病证。

"压抑、抑郁"的人在五行中属"土"，顾前想后、忧心忡忡，郁郁寡欢，多思多虑，多愁善感，平时应多听宫调式乐曲或具有宫音性质（典雅、庄重、沉稳）的音乐。

（3）乐曲介绍：宫乐乐曲风格悠扬沉稳、敦厚庄重，犹如土般宽厚扎实。听宫乐，使人品温和，宽容且广大。

常见的宫乐有《月儿高》《春江花月夜》《平湖秋月》《塞上曲》《红旗颂》《义勇军进行曲》等。

推荐欣赏时间和推荐曲目：①脾胃虚弱的人群在中午或傍晚进食前后可以选听《月儿高》《春江花月夜》《竹林深处》；脾气需要温和，《竹林深处》这首曲子中运用了较多的徵音和宫音，能够很好地刺激脾胃，使之在乐曲的刺激下，有节奏的进行食物的消化、吸收。②当在孤独苦闷、遇到挫折，或极度痛苦压抑影响食欲时，宜先听角乐，如《春之声圆舞曲》《蓝色多瑙河》《江南丝竹乐》等，此类乐曲生机蓬勃，亲切清新，如暖流温心，清风入梦，净化心灵，能以肝木的蓬勃朝气制约脾土的极度压抑，使其从痛苦抑郁中解脱出来；平素可以多听《红旗颂》《义勇军进行曲》等振奋脾阳。

伴茶：准备一杯黄茶，略加少量红茶，可以温和地调节脾胃功能。

4. 商音

（1）特性：商音具有铿锵、悲壮、清凉、苍茫的特性，特殊设计的商调式音乐及具有悲壮、沉寂、苍茫色彩的音乐（简称"商乐"），其构成多以商音为基础，具有调神、宁心静脑的良好作用，亦可调和肺气的宣发、肃降。一般配以编钟、磬、长号等乐器演出，传达出铿锵、悲壮、苍茫等感受。

（2）功能和适应范围：商为秋音，属金，主收，其志为悲，通于五脏中的宰相——肺。商乐能促进全身气机的内收，调节肺气的宣发和肃降，兼有保肾抑肝作用，调理与肺脏等相关呼吸系统的功能，以防治气的耗散，增强其抵抗力，具有养阴保肺、补肾利肝、泻脾胃虚火之功效。

1）用于养生、保健：秋季宜多听，肺较虚弱者宜多听。

2）用于练功：可促进聚气藏能，静功宜配用。

3）用于调神：可宁心静脑，对于用脑过度、兴奋不已不能自控者宜听用。

4）用于体育运动：可降低兴奋性，在运动后需放松、消除疲劳时宜听用。

5）用于治疗：适用于肺气虚衰、气血耗散、自汗盗汗、咳嗽气喘、心烦易怒、头昏目眩、悲伤不能自控等病证。

商音帮助人们增加肺活量，吸纳大量氧气，入肺经、大肠经，主调理肺、肠的功能。听商乐，使人品端庄，正直且好义。

乐曲介绍：商乐属金，先强后渐弱的金锣声为商乐揭开了序幕；之后由钟琴明朗而坚实的声音，娓娓地表现"金"的特性。商乐略带一丝悲伤的气息但却不凝重，描绘出"西风乍起黄叶飘，日夕疏林杪"的秋之景象。

金石音乐旋律选择了编钟、磬等乐音，能够演奏出中华民族文化气势磅礴的尊贵与威严，宏大嘹亮的编钟音乐显示出了历史鼎盛时期的辉煌，赞颂太平盛世的繁荣昌盛。古典音乐彰显了先辈们创造文字、音乐、数学、哲学、医学、历法等高度的文明文化，教化人们心气和平，积善事、调魂魄，行爱心、得神明，从而达到强肺强魄，驱除疾病与后患，增强体质的目的。

商乐常见曲目：《将军令》《黄河》《潇乡水云》《金蛇狂舞》《十五的月亮》《大明宫词序曲》等。

推荐欣赏时间和推荐曲目：①悲痛时，在人们痛苦欲绝，欲哭不能的时候，应听商乐，如贝多芬的《命运交响曲》《三、五、九交响曲》《悲怆奏鸣曲》，柴可夫斯基的《悲怆》交响曲、《第三交响曲》等高亢悲壮的乐曲，能发泄心头郁闷，抒发情感，使人情绪松弛，补心平肺、摆脱悲痛，振奋精神。②对于肺气虚弱出现久哭不止、极度悲伤的患者，宜先在中午听徵调式音乐或情感色彩热烈活泼的乐曲（徵乐）引导走出悲伤情绪，如《春节序曲》《溜冰圆舞曲》《闲聊波尔卡》等，其旋律轻松愉快、活泼，能补心平肺，摆脱悲伤与痛苦；当情绪平复之后，宜于下午 15～19 时（肺经气血循行最活跃的时段）听商乐如《阳春白雪》——肺气需要滋润，这首曲子曲调高昂，包括了属于土的宫音和属于火的徵音，一个助长肺气，一个平衡肺气，再加上属于肺的商音，可以通过音乐使肺从里到外彻底梳理一遍。

伴茶：准备一杯白茶，里面少放一些红茶和黄茶，以起到生补肺气，同时清除肺中杂质的效果。

5. 羽音

（1）特性：羽音具有润下、沉降、收敛的特性，羽调式音乐及具有沉降、收敛性质的音乐（简称"羽乐"），其构成以羽音为主，配以柔婉的琴音传达出如水般的清凉，带来通体的舒畅自在。羽属水，琴音传神地表现了山泉涓滴渐渐汇流成小溪，流过峡谷、流过平原……柔和温婉的音乐流泉，熄去了烦忧的心灵之火，给人们传达出一份悠游在山边水流的闲适心境。

（2）功能和适应范围：羽为冬音，属水，主藏，通于五脏中的作强之官——肾。有安神助眠的良好作用；亦可调和肾脏、膀胱功能，并抑制心火。羽乐能促进全身气机的潜降，调节肾与膀胱的功能，增强肾的功能，兼有助肝阴、制心火的功效，有利水滋阴，宁心降火的功能。具有养阴、保肾藏精、补肝利心、泻肺火的作用。

1）用于养生保健：肾气较虚者，冬季宜多听。

2）用于练功：可促进储能练精和丹田建设，静功宜配用。

3）用于调神：可镇定安神，对于大脑疲劳、气血上冲、头胀脑热、难以入眠者宜听用。

4）用于体育运动：可抑制兴奋，对于赛后休整，减少能耗，恢复体能时宜听用。

5）用于治疗：适用于诸般气逆、虚火上炎、心烦失眠、夜寐多梦、腰酸腿软、性欲低下，或阳痿早泄、肾不藏精、小便不利等病症。

（3）乐曲介绍：羽乐乐曲风格清纯、凄切、哀怨、苍凉、柔润，有如高山流水，富于清澈与光彩。五行属水，通肾，五志属恐。水在五行中，有润泽、向下运行等作用。

羽乐是鼓、水声等奏响的音乐，入肾经与膀胱经，主调理肾脏与膀胱的功能，利于防治火气的上逆或过分上炎。其旋律模拟地下泉水，溶洞水，山涧小溪、江河、湖泊、海洋之水声音，风雨雷电交加水，天雷为火，天雨为水，水火相济、济，交响轰鸣，震荡寰宇，天地能量迸发。听羽乐，使人讲究整洁规矩，且爱好礼节。

水，主肾，生命之根，肾气蒸发，天地合，生命诞生。

羽乐常见曲目：《船歌》《平沙落雁》《嘎达梅林》等。

绝望在五行中属"水"，这些人多因遇到大的挫折及精神创伤而对生活失去信心，产生绝望，故宜以欢快、明朗的徵乐如《轻骑兵进行曲》《喜洋洋》中国的吹打乐等补火制水，重新唤起对美好未来的希望。能缓和、制约、克制烦躁情绪，延续快乐、欢畅的心境。另外情感上的"沮丧"在五行中属"水"，这些人多因遇到大的挫折及精神创伤，对生活失去信心，产生绝望、故深沉、流畅的羽调式乐曲亦适合这类人。如《江河水》《二泉映月》等，能释放内心的苦痛，重新唤起对美好未来的希望。在过于失望时，就听宫调式音乐，其稳重悠扬，可调节精神情绪，如贝多芬的《第六交响曲》《花好月圆》等。精神上"烦躁"的人，应多听这些具有羽音性质（潜藏、沉稳）的音乐，如《汉宫秋月》、云南民歌《绣荷包》等。

推荐欣赏时间和推荐曲目：肾阳虚弱、情绪低落的人群可以在上午9～11时听阳调羽乐，如《嘎达梅林》——上午9～11时太阳逐渐高升，体内的肾气受到外界的感召亦逐渐升发充盈，这首曲子中舒缓合宜的五音搭配，不经意间运用了五行互生的原理，反复地、逐一地将产生的能量源源不断输送到肾中。一曲听罢，神清气爽，倍感轻松；夜间9～11时则宜听阴调羽乐如《梅花三弄》以潜藏肾阳，养精填髓；肾阴虚的人群可以在夜晚9～11时听《流水》坐禅，以助肾阴化生。

伴茶：准备一杯黑茶，里面少放一些白茶，以起到五行相生的效果。

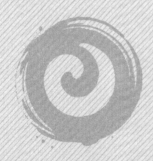

第二篇 脾胃常见病中医外治法优化临床应用

第一章　吐酸（胃食管反流病）

一、概　　述

吐酸即泛吐酸水，或口中发酸。一般而言，凡酸水由胃中上泛，若随即咽下者，称为吞酸；不咽下而吐出者，则称吐酸。临床以酸水由胃中上泛，或随即咽下，或由口中吐出等症状为特征，常与胃痛、嗳气等兼见。常见于西医的胃食管反流病。

二、诊　　断

（一）疾病诊断

1. 中医诊断标准

参照《胃食管反流病中医诊疗专家共识意见（2017）》。

（1）主要症状：反酸、烧心、胸骨后灼热疼痛、咽喉不适、口苦、嗳气、反胃等。

（2）次要症状：可兼胸前区不适、睡眠障碍、胸痛、咳嗽、哮喘等。

2. 西医诊断标准

参照中华医学会消化病学分会中国胃食管反流病共识意见专家组制定的《中国胃食管反流病专家共识（2020）》。

（1）临床症状：临床表现多样，烧心、反酸是最常见的典型症状，胸痛亦是常见症状；其他不典型症状有上腹痛、胃胀、嗳气、恶心等消化不良症状，或同时伴有咽喉不适、吞咽困难、睡眠障碍；食管外症状表现有慢性咳嗽、支气管哮喘、慢性喉炎、牙侵蚀症等；并发症包括上消化道出血、食管狭窄等。

（2）内镜检查：内镜检查可明确有无反流性食管炎（RE）及 Barrett 食管（BE）。RE 的分级参照 1994 年美国洛杉矶世界胃肠病大会制订的 LA 分类法。A 级：食管黏膜有一个或几个黏膜破损，直径＜5 mm；B 级：一个或几个黏膜破损，直径＞5 mm，破损间无融合现象；C 级：2 个皱襞以上的黏膜融合性损伤，但小于 7％的食管周径；D 级：黏膜破损相互融合范围累积至少 7％的食管周径。BE 的诊断主要根据内镜检查和食管黏膜活检，当内镜检查发现食管远端有明显的柱状上皮化生并得到病理学检查证实时，即可诊断为 BE。

临床上如患者有典型的烧心和反酸症状，可初步诊断为胃食管反流病；上消化道内镜检查有 RE 和 BE 表现，本病诊断可成立；对于拟诊胃食管反流病的患者或有怀疑反流相关的食管外症状的患者，可采用 PPI 试验性治疗，如有明显效果，本病诊断一般可成立。对于症状不典型者，常需结合内镜检查、食管 pH 阻抗监测和 PPI 试验性治疗综合分析进行诊断。

（二）证候分型

参照《胃食管反流病中医诊疗专家共识意见（2017）》。证候分型为：①肝胃不和证；②湿热蕴结证；③中阳不运证；④阴阳两虚证。

三、中医外治方案

本病可由平素脾胃虚弱，脾虚湿滞，久病及肾，浊阴不降，胃气反逆；饮食不节，过食生冷伤及胃阳，中焦虚寒，胃气不和；情志不遂，肝失疏泄，横逆犯胃；脾失健运，湿邪中阻，郁而化热，邪热犯胃，上逆呕苦；脾胃虚弱，气血生化乏源，肝血不足，虚火上炎侮肺，肺失肃降，咳逆上气；各种因素导致脾阳当升不升，胃阴当降不降，肝不随脾升，肺不随胃降，久病及肾致肾阳不足，以致阳虚为本，浊阴为标，胃气上逆，上犯食管而形成本病。因此，本病的病位在食管和胃，与肝胆脾肾关系密切，其基本病机概括为脾肾亏虚，脾不升清，胃失和降，胃气上逆。

1. 肝胃不和证

反酸，胸骨后及胃脘部有灼热感或疼痛，脘胁胀痛，嗳气，心烦易怒，呕吐酸水或苦水，大便不爽，舌红苔薄白或薄黄，脉弦。

治法：疏肝理气，和胃降逆。

本证推荐中医外治方法。

（1）针刺疗法：取太冲、足三里、中脘、膻中、天突等。每日1次，每次留针30分钟，7～10次为1个疗程。

1）穴义：太冲为足厥阴肝经的原穴，是肝脏原气经过和留止的部位，《灵枢·九针十二原》曰"五脏有疾也，当取之十二原"，针刺原穴能使原气通达，从而发挥其维护正气、抗御病邪的作用，说明原穴有调节脏腑经络虚实的功能，所以取太冲可以调节肝脏和肝经的虚实。《灵枢》曰"合治内腑"，足三里为足阳明胃经的合穴，专司胃腑病症，又是五输穴之合穴，五行属土，与脾胃相应，故为治疗脾胃病的主穴。中脘为胃之募穴，八会穴之腑会，是精气结聚的部位，又是手太阳经、手少阳经、足少阳经、足阳明经、任脉之会（《甲乙经》），该穴正当胃部，有调理脾胃之气的作用，是治疗胃病的要穴。膻中为心包之募穴，八会穴之气会，任脉、足太阴经、足少阳经、手太阳经、手少阳经交会穴（《针灸大成》），具有调理气机、行气活血之功，用之可治疗胃气上逆的反酸、嗳气等。天突为阴维脉、任脉之会（《甲乙经》），与膻中合用主降气。

2）加减应用：心烦易怒、口苦者加足临泣、阳陵泉；脘胁胀痛者加期门、渊液；胸骨后疼痛不能寐者加辄筋；胃脘部胀满、嗳气者加公孙、内关；不寐、梦魇者加印堂、百会；大便不爽者加内庭、阴陵泉、天枢。

（2）穴位埋线疗法：取足三里、中脘、膻中、天突、膈俞、脾俞等。

每次取 10 个穴左右，7～10 日 1 次，4 次为 1 个疗程。

1）穴义：穴位埋线选穴与针刺选穴原则大致相同，本证的病机为肝失疏泄，脾胃升降功能失职。膈俞内应横膈，为上、中二焦升降之枢纽，关乎水液代谢，有助运化水湿、调理气机升降之功；脾俞有健脾升清阳之功，脾升则胃气乃降。

2）加减应用：心烦易怒，口苦者加太冲、阳陵泉；脘胁胀痛者加公孙、渊液；胸骨后疼痛不能寐者加辄筋、阳陵泉、魂门；胸背疼痛者加心俞；胃脘部胀满，嗳气者加公孙、内关。大便不爽者加阴陵泉、天枢、大肠俞。

（3）其他参考外治方法：

1）背俞指针疗法：取背部膀胱经腧穴：厥阴俞、心俞、膈俞、肝俞、胆俞、胃俞等穴进行点按，每次 20～30 分钟，每日 1 次，7～10 次为 1 个疗程。（具体操作过程见总论）

2）穴位点刺放血疗法：可根据情况辩证选用穴位：胸骨后及胃脘部有灼热感或疼痛可选用膻中、心俞、膈俞等穴；脘胁胀痛、嗳气、心烦易怒、呕吐酸水或苦水者可选用膈俞、肝俞、胆俞等穴。每个穴位用三棱针或一次性注射器针头点刺 3～5 下，然后拔罐（具体操作过程见总论）。每次取 4～6 穴，每日或隔日 1 次，3～5 次为 1 个疗程。

中药内服推荐：①柴芩温胆汤加减；②柴胡桂枝干姜汤合当归芍药散加减。

2. 湿热蕴结证

反酸，胸骨后及胃脘部有灼热感或疼痛，脘胁胀痛，口干口苦大便不爽，苔黄微腻，脉滑数。

治法：清热化湿，和胃降逆。

本证推荐中医外治方法：

（1）针刺疗法：取太冲、合谷、足三里、中脘、膻中、天突等。每日 1 次，每次留针 30 分钟，7～10 次为 1 个疗程。

1）穴义：太冲与合谷相配，称四关穴（《标幽赋》曰："寒热痹痛，开四关而已之。"）阳明经多气多血，合谷为手阳明大肠经的原穴；厥阴经少气多血，太冲为足厥阴肝经的原穴；二穴相配，一阴（太冲）一阳（合谷），一气（合谷）一血（太冲），一脏一腑，一升一降，共同调理全身气血、以达调畅气机之功。

2）加减应用：热盛、反复口疮、牙龈肿痛者加内庭，胸骨后疼痛不能寐者加辄筋；胃脘部胀满、嗳气者加公孙、内关；不寐、梦魇者加印堂、百会；大便不爽者加丰隆、曲池、天枢；口苦者加太冲、阳陵泉；恶心欲吐者加内关。

（2）平衡罐疗法：背部膀胱经（具体操作过程见总论）+ 穴位点刺放血疗法：取膈俞、肝俞、胆俞等。平衡罐疗法：7～10 日 1 次，4 次为 1 个疗程；放血疗法：每次取 4～6 穴，每日或隔日 1 次，3～5 次为 1 个疗程。

（3）穴位埋线疗法：取穴同推荐（1）的针刺疗法，每次取 10～15 穴，7～10 日 1 次，4 次为 1 个疗程。

（4）其他参考外治方法：背俞指针疗法。取背部膀胱经腧穴：厥阴俞、心俞、膈俞、肝俞、胆俞、胃俞等穴进行点按，每次 20～30 分钟，每日 1 次，7～10 次为 1 个疗程。（具体操作过程见总论）

中药内服推荐：三仁汤加味。

3. 中阳不运证

反酸，嘈杂而兼见面白无华，心烦，头晕，肢冷，自汗，少眠，肌肤不泽，舌质淡，脉沉细。

治法：温中健脾。

本证推荐中医外治方法：

（1）针刺疗法 + 灸法：取太白、足三里、中脘、膻中、天突等。每日 1 次，7～10 次为 1 个疗程。灸法用艾条灸或艾箱灸，穴取神阙或关元，与针刺同时进行，每次留针 30 分钟。

1）穴义：太白为足太阴脾经原穴，《难经·六十六难》曰："脐下肾间动气者，人之生命也，十二经之根本也，故名曰原。三焦者，原气之别使也，主通行三气，经历于五脏六腑。原者，三焦之尊号也，故所止辄为原。五脏六腑之有病者，皆取其原也。"太白是脾脏真气输注所在，故具有健脾和胃之功。

2）加减应用：心烦易怒，口苦者加太冲、阳陵泉；脘胁胀痛者加期门、渊液；胸骨后疼痛不能寐者加辄筋；胃脘部胀满，嘈杂者加公孙、内关；不寐、梦魇者加印堂、百会；大便溏烂者加阴陵泉、天枢；面白无华、头晕、自汗者加关元、气海、百会，或灸关元、气海；肢冷、不寐者灸太溪或涌泉；头晕者灸百会。

（2）穴位贴敷疗法：取中脘、关元、膻中、天突、胃俞、大肠俞等。每次取8～10穴，每日1次，7～10次为1个疗程。

（3）穴位注射疗法：取足三里、肾俞、脾俞、膈俞等，取黄芪注射液4～6 mL，每次取4～6穴，每穴注射0.5～1.0 mL，每日1次，10次为1个疗程。

（3）其他参考外治方法：

1）督脉灸（操作流程参看总论）。

2）背俞指针疗法：取背部膀胱经上的阳性反应点或背腧穴：心俞、膈俞、肝俞、胆俞、脾俞、胃俞等穴进行点按，每次20～30分钟，每日1次，7～10次为1个疗程。（具体操作过程见总论）

3）雷火灸：取关元、气海、肾俞、命门等穴，每次1～2穴，每日1～2次，7～10次为1个疗程。

4）中药蜡疗：取关元、气海、中脘、肾俞、命门等穴，每次1～2穴，每日1～2次，7～10次为1个疗程。

（4）中药内服推荐：①茯苓四逆汤加减；②附子理中汤加减。

4. 阴阳两虚证

反酸，胃脘部及胸骨后灼热不适，形寒肢冷，不思饮食，口干不欲饮，腰膝酸软，舌淡，无苔，舌体胖大，脉沉细。

治法：滋阴潜阳，交通阴阳。

本证推荐中医外治方法如下：

（1）针刺疗法：取太溪、足三里、中脘、膻中、天突等。每日1次，留针30分钟，7～10次为1个疗程

1）穴义：太溪为肾经原穴，是肾经原气输注之处，肾为水火之脏，内藏元阴元阳，肾阴是一身的根本，先天之真源，肾阳是机体活动的动力。阴阳两虚证宜取本穴以滋阴潜阳。

2）加减应用：心烦易怒，口苦者加太冲、阳陵泉；脘胁胀痛者加期门、渊液；胸骨后疼痛不能寐者加辄筋；胃脘部胀满，嘈杂者加公孙、内关；不寐、梦魇者加印堂、百会；大便干结、便秘者加照海、支沟；腰膝酸软者加曲泉。

（2）背俞指针疗法：取背部膀胱经上的阳性反应点或背腧穴：心俞、膈俞、肝俞、胆俞、脾俞、胃俞等穴进行点按，每次20～30分钟，每日1次，7～10次为1个疗程。（具体操作过程见总论）

（3）其他参考外治方法：

1）穴位埋线疗法：太溪、足三里、中脘、膻中、天突，每次取10～15穴，7～10日1次，4次为1个疗程。

2）穴位注射疗法：根据辨证，偏阳虚者选用黄芪或者参附注射液，穴位选足三里、脾俞、肾俞等；偏阴虚者选用参麦注射液，穴位选足三里、阴陵泉、肾俞等穴。取药水4～6 mL，每次取4～6穴，每穴注射0.5～1.0 mL，每日1次，10次为1个疗程。

3）中药内服推荐：①偏阳虚者选用茯苓四逆汤合桂甘龙牡汤加减；②偏阴虚者选用炙甘草汤加减。

四、医案分享

王某，女，60岁。诉胃脘部胀痛、胸骨后疼痛、胸中烧灼感6年余，再发1个月。伴心慌、胸闷，咽中异物感，咽之不下，吐之不出，腋下疼痛，头痛，背心疼痛，双膝关节内侧疼痛，双下肢外侧疼痛，足跟痛，双侧耳鸣，心烦易怒，口干口苦，纳差，失眠多梦，梦魇，夜尿频，大便溏

烂，每2日1行，无便意感，大便无力。双侧大拇指、示指指甲有瘀痕，舌质红，有裂纹，苔少，脉沉细。患者近两年曾不间断在多家医院心病科门诊或住院治疗，效果不佳。

病因病机分析：肝火过旺，横逆犯胃，耗气伤津，胃失和降。

中医诊断：吐酸（肝胃不和）。

西医诊断：胃食管反流病。

治法：疏肝理气，和胃降逆。

治疗：患者拒绝服用中药、西药治疗。故予穴位埋线疗法治疗，取穴：太冲、阳陵泉、阴陵泉、中脘、膻中、天突、心俞、肝俞、风池、承山等。

分析：太冲为足厥阴肝经的原穴，取太冲以疏肝理气；患者心烦易怒、口干口苦，腋下疼痛、膝关节外侧疼痛等均为胆经经气郁滞之症故取阳陵泉以疏泄肝、胆经之气；患者纳差、便溏而无力，故选用阴陵泉，《灵枢》曰："合治内腑。"阴陵泉为足太阴脾经的合穴，具有健脾益气化湿之功。中脘为胃之募穴，八会穴之腑会，是精气结聚的部位，又是手太阳经、手少阳经、足少阳经、足阳明经、任脉之会（《甲乙经》），该穴正当胃部，有调理脾胃之气的作用，是治疗胃病的要穴。膻中为心包之募穴，八会穴之气会，任脉、足太阴经、足少阳经、手太阳经、手少阳经交会穴（《针灸大成》），具有调理气机、行气活血之功，可治疗胃气上逆的反酸、嗳气等。天突为阴维脉、任脉之会（《甲乙经》），与膻中合用主降气。患者心烦易怒、胸骨后疼痛、背心痛、寐差、多梦等故选用心俞、肝俞以疏肝养心安神；头晕、耳鸣取风池穴；承山穴主足跟痛。

经一诊治疗后复诊，患者诉效果显著，已无明显不适症状，各种痛症也全然消失，纳寐均佳。行1个疗程巩固治疗后，告愈。嘱患者注意情绪调理，避免情绪过激。半年后随访，症状未见反复。

第二章　胃脘痛（慢性胃炎）

一、概　　述

　　慢性胃炎是胃黏膜的慢性炎性病变，分慢性非萎缩性胃炎、慢性萎缩性胃炎。临床可见胃脘疼痛或胀闷，嗳气，嘈杂，纳少，消瘦等。该病缺乏特异性症状，且症状的轻重与胃镜所见的病变程度往往不一致，部分患者可无症状，相当于中医学"胃脘痛"范畴。

二、诊　　断

（一）疾病诊断

1. 中医诊断标准

　　参照《慢性萎缩性胃炎中西医结合诊疗共识意见》（中国中西医结合学会消化系统疾病专业委员会，2017）、《慢性非萎缩性胃炎中西医结合诊疗共识意见》（中国中西医结合学会消化系统疾病专业委员会，2017）、《慢性胃炎中医诊疗专家共识意见》（中华中医药学会脾胃病分会，2017）及《中药新药临床研究指导原则（2002）》结合临床实践所制定。

　　主要症状：不同程度和性质的胃脘部疼痛。

　　次要症状：可兼有胃脘部胀满、胀闷、嗳气、吐酸、纳呆、胁胀、腹

123

胀等。

本病可见于任何年龄段，以中老年多见，青年亦时见，常反复发作。

2. 西医诊断标准

参照《中国慢性胃炎共识意见》(中华医学会消化病学分会，2017，上海)。

慢性胃炎常见上腹部疼痛，腹胀，早饱，食欲减低，饮食减少，或伴有烧心泛酸等。症状缺乏特异性，确诊依赖于胃镜检查及内镜下病理诊断。

（二）证候分型

参照《慢性胃炎中医诊疗专家共识意见》(中华中医药学会脾胃病分会，2017)、《慢性萎缩性胃炎中西医结合诊疗共识意见》(中国中西医结合学会消化系统疾病专业委员会，2017)、《慢性胃炎中医诊疗专家共识意见》(中华中医药学会脾胃病分会，2017)及《中药新药临床研究指导原则（2002)》。

证候分型：①肝胃气滞证；②肝胃郁热证；③脾胃湿热证；④脾胃气虚证；⑤脾胃虚寒证；⑥胃阴不足证；⑦胃络瘀阻证。

三、中医外治方案

本病多由外邪犯胃、饮食不节、情志内伤、脾胃素虚引发。以胃气郁滞，失于和降，不通则痛为基本病机，有寒凝而痛、食积而痛、气滞而痛、火郁而痛、不荣而痛、血瘀而痛。其病位在胃，与肝、脾密切相关。

1. 肝胃气滞证

胃脘胀满或胀痛，胁肋胀痛，症状因情绪因素诱发或加重，嗳气频作，胸闷不舒，舌苔薄白，脉弦。

治法：疏肝理气和胃。

本证推荐中医外治方法如下：

（1）背俞指针疗法：取背部膀胱经腧穴：肝俞、胆俞、胃俞等（具体操作过程见总论），配合点按梁丘，每次 20～30 分钟，每日 1 次，7～10 次为 1 个疗程。

穴义：五脏六腑之经气皆输注于背俞穴，肝俞与胃俞相配可发挥疏肝和胃、理气止痛之功。梁丘为胃经的郄穴，为治疗急性胃痛的效穴。

（2）针刺疗法：内关、中脘、足三里、太冲。每日 1 次，每次留针 30 分钟，7～10 次为 1 个疗程。

1）穴义：内关，宽胸解郁疏肝，善治胸胃疼痛；中脘是胃之募穴，配合胃经的合穴足三里，和胃健脾、疏通胃气、导滞止痛；太冲为肝经原穴，具有疏肝理气之功。

2）加减应用：痛甚加胃经的郄穴梁丘；胁痛加胆经合穴阳陵泉。

（3）穴位埋线疗法：取肝俞、脾俞、胃俞、中脘、期门、足三里等。每次取 8～10 穴，7～10 日 1 次，4 次为 1 个疗程。

（4）其他参考外治方法：子午流注或灵龟八法开穴＋太冲、合谷、中脘。每日 1 次，每次留针 30 分钟，7～10 次为 1 个疗程。

中药内服推荐：柴胡疏肝散加减。

2. 肝胃郁热证

胃脘饥嘈不适或灼痛，心烦易怒，嘈杂反酸，口干口苦，大便干燥，舌质红，苔黄，脉弦或弦数。

治法：清肝和胃。

本证推荐中医外治方法：

（1）针刺疗法：中脘、行间、足三里。

1）穴义：行间为肝经荥火穴，有清肝泻火之功。

2）加减应用：心烦易怒加内关，大便干燥加支沟，胁痛加阳陵泉、外关。

穴义：内关为手厥阴心包经的络穴，有宁心安神、理气止痛之功。

（2）穴位埋线疗法：取中脘、膈俞、肝俞、胃俞、足三里等。每次取 8～10 穴，7～10 日 1 次，4 次为 1 个疗程。

（3）其他参考外治方法：子午流注或灵龟八法开穴＋行间、足三里、中脘。

中药内服推荐：①化肝煎合左金丸加减；②丹栀逍遥散加减。

3. 脾胃湿热证

脘腹痞满，食少纳呆，口干口苦，身重困倦，小便黄、短少，恶心欲呕，舌质红，苔黄腻脉滑或数。

治法：清热化湿。

本证推荐中医外治方法如下：

（1）平衡罐疗法（背部膀胱经）（具体操作过程见总论），7～10日1次，4次为1个疗程。

（2）针刺疗法：取中脘、足三里、阴陵泉、内庭穴等。每日1次，每次留针30分钟，7～10次为1个疗程。

穴义：阴陵泉为脾经合水穴，有健脾利湿之效。内庭为胃经荥水穴，可泻胃火、清胃热。

（3）其他参考外治方法：子午流注或灵龟八法开穴＋足三里、中脘、支沟、阴陵泉等。

中药内服推荐：①黄连温胆汤加减；②柴平煎加减。

4. 脾胃气虚证

胃脘胀满或胃痛隐隐，餐后明显，饮食不慎后易加重或发作，纳呆，疲倦乏力，少气懒言，四肢不温，大便溏薄，舌淡或有齿印，苔薄白，脉沉弱。

治法：健脾益气。

本证推荐中医外治方法如下：

（1）针刺疗法：中脘、足三里、气海或关元等。

穴义：气海、关元，均为任脉强壮要穴，有补益元气的作用。

（2）穴位贴敷疗法：取中脘、神阙、气海或关元、胃俞、脾俞等。每次取8～10穴，每日1次，7～14次为1个疗程。

（3）穴位注射疗法：取胃俞、脾俞，足三里等。每次取4～6穴，取黄芪注射液 4～6 mL，每穴注射 0.5～1.0 mL，每日 1 次，7～14 次为 1 个疗程。

（4）其他参考外治方法：

1）灸法：前取中脘、关元、足三里，后取脾俞、胃俞。采用艾条灸或艾箱灸，每日 1 次，每次取 2～5 穴，每次灸 30 分钟，7～14 次为 1 个疗程。

2）子午流注或灵龟八法开穴＋脾俞、胃俞、中脘、关元、足三里等。每日 1 次，每次留针 30 分钟，7～14 次为 1 个疗程。

中药内服推荐：①香砂六君子汤加减；②补中益气汤加减。

5. 脾胃虚寒证

胃痛隐隐，绵绵不休，喜温喜按，劳累或受凉后发作或加重，泛吐清水，神疲纳呆，四肢倦怠，手足不温，大便溏薄，舌淡苔白，脉虚弱。

治法：温中健脾、和胃止痛。

本证推荐中医外治方法如下：

（1）灸法（前取中脘、关元、足三里，后取脾俞、胃俞）＋针刺疗法（取内关、公孙、中脘、关元、足三里、脾俞、胃俞）。灸法采用艾条灸或艾箱灸，每日 1 次，每次取 2～5 穴，每次灸 30 分钟，7～14 次为 1 个疗程。

（2）穴位贴敷：取中脘、关元、脾俞、胃俞、足三里等。每次取 8～10 穴，每日 1 次，7～14 次为 1 个疗程。

（3）中药蜡疗：取中脘穴。每次 20 分钟，每日 1 次，7～14 次为 1 个疗程。

（4）其他参考外治方法：

1）穴位注射疗法：取足三里、胃俞、脾俞、膈俞等。每次取 4～6 穴，取黄芪注射液 4～6 mL，每穴注射 0.5～1.0 mL，每日 1 次，7～14 次为 1 个疗程。

中药内服推荐：黄芪建中汤合理中汤、附子理中丸加减。

6. 胃阴不足证

胃脘灼热疼痛，胃中嘈杂，似饥而不欲食，口干舌燥，大便干结，舌红少津或有裂纹，苔少或无，脉细或数。

治法：养阴益胃。

本证推荐中医外治方法如下：

（1）针刺疗法：子午流注或灵龟八法开穴＋足三里、中脘、三阴交等。每日1次，每次留针30分钟，7～14次为1个疗程。

穴义：三阴交为足三阴经的交会穴，有健脾养阴之效。

（2）穴位注射疗法，取脾俞、胃俞、足三里、三阴交等。每次取4～6穴，取参麦注射液4～6 mL，每穴注射0.5～1.0 mL，每日1次，10次为1个疗程。

（3）其他参考外治方法：穴位埋线疗法。脾俞、胃俞、中脘、足三里、三阴交。每次取8～10穴，7～10日1次，4次为1个疗程。

中药内服推荐：①沙参麦冬汤加减；②一贯煎合芍药甘草汤加减。

7. 胃络瘀阻证

胃脘痞满或痛有定处，胃痛拒按，黑便，面色暗滞，舌质暗红或有瘀点、瘀斑，脉弦涩。

治法：活血通络。

本证推荐中医外治方法如下：

（1）穴位放血疗法：取膈俞、胃俞、血海等。每次取4～6穴，每日或隔日1次，3～5次为1个疗程。

穴义：膈俞为八会穴中的血会，有活血养血、理气降逆之功。血海穴，《针灸甲乙经》曰："若血闭不通，逆气胀，血海主之。"

（2）穴位注射疗法：取脾俞、胃俞、膈俞等。每次取4～6穴，取丹参注射液4～6 mL，每穴注射0.5～1.0 mL，每日1次，10次为1个疗程。

（3）其他参考外治方法：

针刺疗法：取膈俞、胃俞、中脘、血海、足三里等。每日1次，每次留针30分钟，7～14次为1个疗程。

中药内服推荐：丹参饮合失笑散加减。

四、医案分享

王某，女，55 岁。2015 年 5 月就诊，诉近 1 年来时发胃脘胀痛，不思饮食，纳食无味，（多次服用）中药，未见明显好转，遂至我门诊寻求来求中医治疗。

刻下症见：胃脘时胀痛，情绪不畅时胃胀痛明显，纳食无味，食欲不强，大便尚可，稍欠畅，小便调。舌淡红，苔白，脉弦略涩。

病因病机分析：久病体虚，木郁不疏，脾升胃降功能失职，气滞中焦。

中医诊断：胃脘痛。证型：肝胃气滞。

西医诊断：慢性胃炎。

治法：疏肝理气和胃通肠，消食导滞；兼以健脾。

治疗：予针刺疗法，取穴以足阳明胃经、任脉、手足厥阴经、足太阴脾经为主，腹部：上脘、中脘、下脘、天枢、大横；腿部：足三里、上巨虚；手足部：内关、公孙、太冲。

分析：上、中、下脘为任脉穴位，位于腹部，三穴合用起到腧穴的近治作用，具有通降胃气以达和胃止痛之效；天枢为胃经穴位，位于脐旁 2 寸，大横为脾经穴位，位于脐旁 4 寸，两穴相配有健脾和胃之功；足三里、上巨虚分别为胃与大肠的下合穴，二穴相配有和胃通肠之效；内关、公孙为一对八脉交会穴，两穴相配具有较好的健脾和胃之功；太冲为肝经原穴，有疏肝理气之效。

治疗过程：经针刺治疗 5 次，每日 1 次，胃胀痛明显好转，食欲明显增强，患者极为欣喜。经续针 5 次，隔日 1 次，经治后患者食欲转好，胃胀痛已无，情志舒畅，临床治愈。

第三章 胃痞（功能性消化不良）

一、概　　述

功能性消化不良（functional dyspepsia，FD）是指不能用器质性、系统性或代谢性疾病等来解释的慢性消化不良症状。消化不良是指位于上腹部的一个或一组症状，主要包括餐后饱胀和早饱感、烧灼感、上腹部疼痛，还可包括其他症状，如上腹部胀气、恶心、呕吐、嗳气等。相当于中医学"胃痞"范畴。

二、诊　　断

（一）疾病诊断

1. 中医诊断标准

参照《功能性消化不良中医诊疗专家共识意见（2017）》（中华中医药学会脾胃病分会）。

主要症状：胃脘部胀满不适，食欲下降，严重时可出现不思饮食。

次要症状：可兼有胃脘部疼痛、嗳气、吐酸、胁胀、腹胀等。

2. 西医诊断标准

参照《功能性消化不良中西医结合诊疗共识意见（2017）》（中国中西

医结合学会消化系统疾病专业委员会）以及《功能性胃肠病罗马Ⅳ诊断标准》。

诊断标准：①符合以下标准中的一项或多项，a. 餐后饱胀不适；b. 早饱感；c. 上腹痛；d. 上腹部烧灼感；②无可以解释上述症状的结构性疾病的证据（包括胃镜检查等），必须满足餐后不适或上腹痛综合征的诊断标准。

餐后不适综合征：必须满足以下至少一项：①餐后饱胀不适（严重到足以影响日常活动）；②早饱感（严重到足以影响日常活动），症状发作至少每周3日。以上诊断前症状出现至少6个月，近3个月符合诊断标准。

（二）证候分型

参照《功能性消化不良中医诊疗专家共识意见（2017）》（中华中医药学会脾胃病分会）。

证候分型：①脾肾阳虚；②湿热蕴结；③食滞胃肠；④肝郁气滞；⑤脾胃虚弱。

三、中医外治方案

《脾胃论》曰："夫饮食失节，寒温不适，脾胃乃伤；喜怒忧恐，耗伤元气，资助心火。火与元气不两立，火胜乘其土位，此所以病也。"胃痞的主要病机为脾胃（肾）虚弱、饮食失节、寒温不适、情志不畅等致脾胃气机失常，发病与脾、胃、肾、肝等有关，多以脾虚为本，邪实为标。"病从脾胃所生，及养生当实元气者条陈之"，胃痞的治疗则当实元气以固本，复脾胃升降以畅气机。然"虚则补之，实则泻之"，属实证者，当泻实以祛邪。具体言之，胃痞的治疗法则为"扶正""祛邪"，扶正需以温补脾肾、健脾和胃、补中益气为法，祛邪则根据具体的证候不同，分别施以清热祛湿、消食导滞、疏肝理气等法。

1. 脾肾阳虚证

腹胀满，每逢遇寒或劳累诱发，空腹痛甚，畏寒肢冷，神疲倦怠，大便稀溏，舌淡胖边有齿痕，苔薄白，脉弱或迟缓。

治法：温补脾肾。

本证推荐中医外治方法如下：

（1）穴位贴敷：取中脘、神阙、关元、脾俞、肾俞、命门、足三里等，每次取 8～10 穴，每日 1 次，7～14 次为 1 个疗程。

1）穴义：中脘是胃之募穴，八会穴之腑会，是人体精气结聚的部位，又是手太阳、手少阳、足阳明、任脉之会（《甲乙经》），该穴正当胃部，有调理脾胃之气的作用，是治疗胃病的要穴。神阙，任脉穴，别名脐中（《外台秘要》），具有培元固本、回阳救脱、和胃理肠之效；关元，别名丹田（《灵枢·寒热病》），属任脉，为足三阴、任脉之会，小肠募穴，具有补肾培元、温阳固本的功效，并具有强壮作用。脾俞，膀胱经穴位，脾的背俞穴，背俞穴适用于治疗相应的脏腑病证及有关的组织器官病证，故脾俞穴是治疗脾胃疾病的要穴，具有健脾益气之效。肾俞穴是治疗肾脏病与腰部疾病的要穴，具有补肾填精之效。命门，督脉穴（《针灸甲乙经》），命门在五行中属火，具有温补肾阳、培元固本、强健腰膝之功效，可治疗一切肾阳虚衰所引起的不适症状；《灵枢》曰"合治内腑"，足三里为足阳明胃经的下合穴，专司胃腑病症，又是五输穴之合穴，五行属土，与脾胃相应，故是治疗脾胃病症的主穴，具有和胃降逆、健脾益气的功效。

2）加减应用：大便溏稀者，加双天枢、双大肠俞；小便频数者，加中极；夜寐不安者，加安眠穴、神门。

（2）穴位注射疗法：脾俞、肾俞、关元、足三里等。每次取 4～6 穴，取黄芪注射液 4～6 mL，每穴注射 0.5～1.0 mL，每日 1 次，7～14 次为 1 个疗程。

黄芪，性味甘，微温，归肺、脾、肝、肾经，具有健脾益气、温肾培元的功效。脾俞、肾俞为足太阳膀胱经穴，分别为脾、肾之背俞穴，背俞穴可用于治疗相应的脏腑病证及有关的组织器官病证，故取脾俞、肾俞可调节脾肾功能，健脾补肾。足三里既是足阳明胃经的下合穴，也是合穴，五行属土，与脾胃相应；又《灵枢》曰"合治内腑"，故足三里专司胃腑病症，是治疗脾胃病症的主穴，具有健脾和胃消痞的功效。关元，为足三阴经、任脉之会，小肠募穴，具有补肾培元、温阳固脱之效。以上诸穴合用，可共奏温补脾肾、和胃消痞之功。

（3）其他参考外治方法：

1）艾灸：取穴同穴位贴敷疗法，采用艾条灸或艾箱灸，可配合隔姜灸、隔盐灸、隔附子饼等灸法以增强温补脾肾的疗效。每日1次，每次取2～5穴，每次灸30分钟，7～14次为1个疗程。

2）督脉灸（具体操作过程见总论）。

3）中药蜡疗：取中脘、关元、脾俞、肾俞等（具体操作过程见总论）。

中药内服推荐：茯苓四逆汤加味。

2. 湿热蕴结证

胃脘灼热胀满，心烦易怒，泛酸嘈杂，口干口苦口臭，大便干结或泻出不爽，舌红苔黄腻，脉滑数。

治法：清热化湿、和胃消痞。

本证推荐中医外治方法如下：

（1）平衡罐疗法（以背部膀胱经穴位为主）＋穴位点刺放血疗法：取穴肝俞、胆俞、胃俞、三焦俞等。平衡罐疗法：7～10日1次，4次为1个疗程。放血疗法：每次取4～6穴，每日或隔日1次，3～5次为1个疗程。

释义：平衡罐疗法（具体操作见总论）可激发膀胱经经气，刺激背俞穴，能起到调节脾胃运化功能、清热祛湿的作用。背俞穴放血治疗，可清泄相应脏腑内热。

（2）针刺疗法：取中脘、内关、阴陵泉、丰隆、公孙、内庭等。

1）穴义：《八脉交会八穴歌》曰"公孙冲脉胃心胸，内关阴维下总同"，公孙是脾经的络穴，联络胃腑，与位于胸腹部的冲脉直接相通，具有治疗胸腹部各种疾病的作用。内关是心包经的络穴，与阴维脉直接相通，心包经的循行起于心中，出属心包络，向下过横膈膜，从胸至腹依次联络上、中、下三焦；而阴维脉的走向，自足部上行至小腹，经过胸胁部，"经脉所过，主治所及"，故内关是主治胸腔一切疾病及腹内诸疾的要穴。故取内关、公孙，具有较好的健脾和胃之功。中脘是胃的募穴，八会穴之腑会，是腑之精气结聚的部位，又是手太阳经、少阳经、足阳明经、任脉之会（《甲乙经》），该穴正当胃部，有调理脾胃之气的作用，是治疗胃病的要穴。丰隆为足阳明胃经的络穴，联络脾经，是健脾化痰祛湿的重要穴位。阴陵泉，足太阴脾经的合穴，可健脾利水、通利三焦。内庭穴是足阳明胃经的荥穴，"荥主身热"，可清降胃火。诸穴合用可共奏和胃消痞、清热化湿之效。

2）加减应用：大便秘结者，加支沟、照海；大便不爽者，加天枢、上巨虚；口干口苦、心烦易怒者，加阳陵泉、太冲；反酸嘈杂者，加天突、膻中、膈俞。

（3）其他参考外治方法：穴位埋线疗法。取中脘、曲池、天枢、膈俞、胃俞、三焦俞、阴陵泉、丰隆等，每次取 10～15 穴，7～10 日 1 次，4 次为 1 个疗程。

中药内服推荐：藿香正气散合小柴胡汤加减。

3. 食滞胃肠证

胃脘胀满，嗳腐吞酸或呕吐不消化食物，吐后痛缓，舌质红，苔厚腻，脉滑。

治法：消食导滞，和胃止痛。

本证推荐中医外治方法如下：

（1）针刺疗法：取内关、公孙、中脘、梁门、下脘、合谷、足三里等。

1）穴义：内关、公孙、中脘穴解与湿热蕴结证型相同，下脘，属任脉，足太阴脾经与足阳明胃经之会穴，具有健脾和胃、降逆止呕之功。现代实验研究证明：针刺下脘穴对肠、胃功能有调整作用，能使胃肠功能障碍患者恢复正常。梁门，足阳明胃经穴，可调中气、健脾胃、消积滞。合谷，别名虎口，为手阳明大肠经之原穴，可促进气血流通。足三里为足阳明胃经之合穴，为土中之土（胃经为戊土，三里为胃经之合穴，亦为戊土），补之益气理中，泻之升阳降浊。合谷配足三里可调理肠胃、宽中理气。以上诸穴同用，共奏消食导滞、和胃止痛之效。

2）加减应用：痛甚者，加梁丘，呃逆、呕吐甚者，加膈俞、胃俞，大便溏稀、次数较多者，加天枢、上巨虚，大便秘结者，加支沟、照海。

（2）背俞指针疗法：取背部膀胱经腧穴：膈俞、脾俞、胃俞、大肠俞等，和/或配合点穴合谷、中脘、梁门、足三里等穴。每次 20～30 分钟，每日 1 次，7～10 次为 1 个疗程。

内服方药推荐：保和丸加减。

4. 肝郁气滞证

胃脘胀满，牵连两胁，伴心烦易怒，泛酸嘈杂，口干口苦，舌淡红，苔薄白，脉弦。

治法：疏肝理气，和胃消痞。

本证推荐中医外治方法如下：

（1）针刺疗法：取中脘、期门、内关、足三里、公孙、太冲等。每日 1 次，每次留针 30 分钟，7～14 次为 1 个疗程。

1）穴义：内关、公孙、中脘穴解与湿热蕴结证相同。足三里既是足阳明胃经的下合穴，也是合穴，五行属土，与脾胃相应；又《灵枢》曰"合治内腑"，故足三里专司胃腑病症，是治疗脾胃病症的主穴。期门，肝经募穴，可疏肝健脾、理气活血。太冲，为足厥阴肝经输穴、原穴，具有疏肝理气解郁之效。以上诸穴同用，共奏疏肝理气、和胃消痞之功。

2）加减应用：胁痛甚者，加支沟；口干苦甚者，加阳陵泉；夜不能寐者，加风池、太阳。

（2）穴位埋线疗法：取中脘、期门、肝俞、胃俞、足三里、太冲等，每次取 10～15 穴，7～10 日 1 次，4 次为 1 个疗程。

穴义：中脘、期门、肝俞、胃俞、足三里、太冲穴义同针刺治疗；肝俞，为足太阳膀胱经穴，肝之背俞穴；胃俞，为足太阳膀胱经穴，胃之背俞穴，背俞穴适用于治疗相应的脏腑病证及有关的组织器官病证。取肝俞、胃俞可直接调节相应脏腑功能，使脏腑功能趋于平衡。

（3）其他参考外治方法：背俞指针疗法。取肝俞、胃俞等膀胱经背俞穴。每次 20～30 分钟，每日 1 次，7～10 次为 1 个疗程。

中药内服推荐：四逆散合丹参饮加减；八味解郁汤加减。

5. 脾胃虚弱证

胃脘胀满不适，食欲不振，伴困倦乏力，四肢酸软，自汗，易感冒，舌淡红，苔薄白，脉弱。

治法：补中益气，和胃消痞。

本证推荐中医外治方法：

（1）穴位注射疗法：取脾俞、胃俞、气海、足三里等。每次取 4～6 穴，取黄芪注射液 4～6 mL，每穴注射 0.5～1.0 mL，每日 1 次，7～14 次为 1 个疗程。

（2）艾灸疗法：取中脘、神阙、气海、脾俞、胃俞、足三里等。采用艾条灸或艾箱灸，每日 1～2 次，每次取 2～5 穴，每次灸 30 分钟，7～14 次为 1 个疗程。

穴义：艾灸疗法可益气补虚。中脘是胃之募穴，该穴正当胃部，有调理脾胃之气的作用，是治疗胃病的要穴；气海为任脉穴，为人体强壮穴之一，具有益气助阳之效，神阙可和胃理肠、培元固本、益气固脱，脾俞、胃俞为脾、胃的背俞穴，可直接调理相应脏腑功能，以上诸穴共用可奏补中益气、和胃消痞之功。

（3）其他参考外治方法：针刺疗法。取中脘、内关、气海、足三里、公孙等。

中药内服推荐：补中益气汤加减；厚朴生姜半夏甘草人参汤加减。

四、医案分享

验案一：韦某，女，65 岁。2016 年 6 月就诊，自诉近 3 年来反复胃脘胀满不适，每逢天气寒冷或饮食不慎时症状时有反复；于当地医院行胃镜检查示：慢性浅表性胃炎。2 周前因进食寒凉之物后上述症状加重，遂来我科门诊寻求中医特色治疗。现症：胃脘部胀满不适，喜温喜按，伴形寒肢冷，神疲乏力，时有头晕，腰膝酸软，纳食稍差，寐尚可，大便溏稀，每日 2～3 次，小便清长，舌淡胖边有齿痕，苔薄白，脉弱。

病因病机分析：素体虚弱，下元虚寒，火不暖土，致中焦运化失司而发为痞。

中医诊断：胃痞病。证型：脾肾阳虚。

西医诊断：功能性消化不良。

治则：温补脾肾。

治法：予穴位注射疗法。取穴：脾俞、胃俞、肾俞、足三里，每次取 4～6 穴，取黄芪注射液 4～6 mL，每日 1 次，10 次为 1 个疗程，5 次后患者诸症明显减轻，1 个疗程后患者诸症悉除，再行 1 个疗程以巩固疗效，并嘱患者饮食以温热之物为主，忌食生冷寒凉及辛、辣刺激食物，半年后随访，症状未见反复。

分析：患者胃胀不适日久，每因天气寒冷或进食寒凉时反复，胃脘部喜温喜按，伴有形寒肢冷、神疲乏力，头晕，腰膝酸软，大便溏稀，小便清长，舌淡胖边齿痕，苔薄白，脉沉弱，一派脾肾阳虚之象，故取黄芪注射液穴位注射，取脾俞、肾俞、足三里，脾俞、肾俞为脾、肾之背俞穴，可调节脾肾功能，健脾补肾。足三里既是足阳明胃经的下合穴，也是合穴，五行属土，与脾胃相应是治疗脾胃病症的主穴，具有健脾和胃消痞的功效，黄芪性味甘温，归肺、脾、肝、肾经，具有健脾益气的功效。故取上述方法可起温补脾肾、和胃消痞之功而奏效。

验案二：方某，男，45 岁。功能性消化不良病史 2 年余，2017 年 3 月就诊，时见胃脘胀满，牵连两胁，伴心烦易怒，泛酸嘈杂，口干口苦，大便时干时溏，每日 1 次，小便调。纳稍差，寐尚可，舌淡边红，苔薄白，脉弦。

病因病机分析：肝气郁结，横逆脾胃，中焦气机不畅而发为痞。

中医诊断：胃痞病。证型：肝郁气滞。

西医诊断：功能性消化不良。

治法：疏肝理气，和胃消痞。

治疗：选择穴位埋线疗法，取中脘、期门、肝俞、胃俞、足三里、太冲等，每次取 10～12 穴，7～10 日 1 次，4 次为 1 个疗程。第 1 次埋线后，患者即觉症状消除大半，1 个疗程后，诸症悉除告愈。嘱患者注意情绪调理，避免情绪过激。半年后随访，症状未见反复。

分析：患者胃痞日久，连及两胁，心烦易怒，泛酸嘈杂，口干口苦，舌淡边红，苔薄白，脉弦滑，一派肝郁气滞、肝气横逆脾胃之象。治法宜疏肝理气、和胃消痞。因患者平时工作较忙，故选择穴位埋线疗法，在保证疗效的同时可明显减少患者就诊次数。选穴中脘、期门、肝俞、胃俞、足三里、太冲等，每次 10～12 穴。中脘为胃之募穴，该穴正当胃部，有调理脾胃之气的作用，是治疗胃病的要穴。期门，肝经募穴，可疏肝健脾、理气活血。肝俞，为足太阳膀胱经穴，肝之背俞穴；胃俞，为足太阳膀胱经穴，胃之背俞穴，背俞穴适用于治疗相应的脏腑病证及有关的组织器官病证。足三里既是足阳明胃经的下合穴，也是合穴，五行属土，与脾胃相应；又《灵枢》曰"合治内腑"，故足三里专司胃腑病症，是治疗脾胃病症的主穴。太冲，为足厥阴肝经输穴、原穴，具有疏肝理气解郁之效。以上诸穴同用，共奏疏肝理气、和胃消痞之功。

第四章 腹痛（大肠息肉）

一、概　　述

大肠息肉是指所有向肠腔突出的赘生物的总称，包括肿瘤性赘生物和非肿瘤性赘生物，前者是癌前期病变，与肠癌的发生关系密切，而后者与肠癌的发生关系较少。这两种息肉在临床上并不容易区分，常以息肉作为初步诊断，待病理学确诊后再进一步分类，因此临床上所谓的大肠息肉并不说明息肉的病理性质，通常临床所说的息肉多为非肿瘤性息肉，肿瘤性息肉统称为腺瘤。该病缺乏特异性症状，且症状的轻重与肠镜所见的病变程度往往不一致，部分患者可无症状，相当于中医学"腹痛"范畴。

二、诊　　断

（一）疾病诊断

1. 中医诊断标准

参照《大肠息肉中医诊疗共识意见》（中华中医药学会脾胃病分会，2009，深圳）及《中药新药临床研究指导原则（2002）》。

主要症状：不同程度和性质的腹部疼痛。

次要症状：可兼有腹部胀满不适，大便溏泻或黏液便，或便血、便秘等。

本病可见于任何年龄段，以中老年多见，常反复发作。

2．西医诊断标准

参照《胃肠病学（第三版）》（郑芝田，人民卫生出版社）及《临床诊疗指南——消化系统疾病分册》（中华医学会，人民卫生出版社）。

（1）X线钡剂检查：根据病史、症状作X线钡剂灌肠检查，可检出息肉，气钡双重造影更清晰。

（2）内镜检查：结肠镜检查是结肠息肉诊断最佳方法。根据病史、症状行结肠镜检查，可检出息肉。同时进行黏膜活检，有助于了解息肉的组织学类型。

3．病理诊断

根据需要可取2～5块活检组织，内镜医生应向病理科提供取材的部位、内镜检查结果和简要病史。病理医生应报告每一块活检标本的组织学变化，对增生性、慢性炎症和腺瘤性应予以分级。临床医生可结合病理结果和内镜所见，做出病变范围与程度的判断。

（二）证候诊断

参照《大肠息肉中医诊疗专家共识意见》（中华中医药学会脾胃病分会，2017）及《中药新药临床研究指导原则（2002）》。

证候诊断：①湿瘀阻滞证；②肠道湿热证；③气滞血瘀证；④脾虚夹瘀证；⑤阳虚夹瘀证。

三、中医外治方案

《素问·阴阳应象大论》曰："阳化气，阴成形。"意思是说阳动而散，故化气，阴静而凝，故成形。阳若化气不足，日久则阴易成形太过。具体到大肠息肉的生成，其病因病机可以理解为：肾主水、主气化，肾阳虚衰，不能化气行水，则水湿内阻；脾阳虚衰，脾失运化，运化功能失调则致痰湿内阻；痰湿内阻日久而化热，湿热互结阻滞经络、脏腑，气血运行受阻，气滞血瘀；大肠传导糟粕功能失调，痰湿瘀互结郁阻于肠道，日久郁结成形，不通则形成腹痛。

综上，本病的病因病机总归为阳虚、痰湿、瘀血阻滞等，其病位与肝、脾、肾、大肠、三焦等脏腑密切相关。

1. 湿瘀阻滞证

大便溏烂不爽或黏液便，或见便下鲜红或暗红血液，或腹痛腹胀，或腹部不适，脘闷纳少。舌质偏暗或有瘀点、瘀斑，苔白厚或腻，脉弦或涩。

治法：行气化湿，活血止痛。

推荐中医外治方法如下：

（1）针刺疗法：取血海、阴陵泉、足三里、太冲、中脘等穴。

穴义：太冲为足厥阴肝经之原穴，肝主疏泄，肝藏血，足厥阴肝经夹胃属肝络胆，布胁肋，太冲能疏肝和木，肝气调达，则瘀血得通、湿浊能化；血海为治疗一切血证之要穴，取之能活血通络；阴陵泉为脾经合穴，属水，为健脾化湿之要穴；中脘为腑会，足三里为胃经下合穴，均属土，联合运用可增强健脾化湿和胃的效果。诸穴合用共奏活血通络、行气化湿止痛之效。

（2）穴位埋线疗法：取足三里、中脘、阴陵泉、血海、膈俞等穴。

穴义：穴位埋线选穴与针刺用穴原则大致相同，本证的病机为湿瘀阻滞肠腑。足三里、中脘、阴陵泉、血海的穴义同前；膈俞为血会，且内应横膈，为上中二焦升降之枢纽，关乎水液代谢，有助运化水湿、调理气机升降之功，取之既能活血化瘀，又能加强湿浊之运化。

（3）其他参考外治方法：

1）背俞指针疗法：取背部膀胱经腧穴。脾俞、胃俞、膈俞、肝俞、大肠俞等穴（具体操作过程见总论）。

2）穴位点刺放血疗法：可根据情况辨证选穴。膈俞、肝俞、脾俞等穴。每次取4~6穴，每日或隔日1次，3~5次为1个疗程。

中药内服推荐：平胃散合地榆散加减。

2. 肠道湿热证

腹胀腹痛，大便溏泻，或黏液便，泻下不爽而秽臭，或有便血，或大便秘结，兼口渴喜饮，小便黄，肛门灼热坠胀，舌质偏红，舌苔黄腻，脉弦滑或滑数。

治法：清热化湿。

推荐中医外治方法：

（1）针刺疗法：取天枢、二间、阴陵泉、上巨虚、太溪等。

1）穴义：天枢为大肠之募穴，为大肠之气输注于腹部的重要穴位；上巨虚为大肠之下合穴，"合治内腑"；针刺天枢、上巨虚能刺激大肠经之经气运行，使大肠主司传导糟粕之功能恢复，湿热之邪自化。二间为手阳明大肠经之子穴，属水，湿热蕴阻大肠，"实则泻其子"；阴陵泉为脾经之水穴，能健脾化湿。太溪为肾经原穴，属土，土克水，为调治一切水湿之病要穴。上述诸穴共奏清热化湿之效。

2）加减应用：腹胀腹痛加太冲、足三里；大便溏泻，或黏黏液便、血便者加关元、孔最；大便秘结者加支沟、照海。

（2）平衡罐疗法：背部膀胱经，7～10日1次，4次为1个疗程。配合穴位点刺放血疗法：取大肠俞、膈俞，每次取4～6穴，每日或隔日1次，3～5次为1个疗程。

（3）穴位埋线疗法：取天枢、阴陵泉、上巨虚、太溪、大肠俞等，每次取10～15穴，7～10日1次，4次为1个疗程。

（4）其他参考外治方法：背俞指针疗法。取脾俞、胃俞、三焦俞、大肠俞等。

中药内服推荐：地榆散合槐角丸加减。

3. 气滞血瘀证

脘腹胀闷疼痛，或有刺痛，便秘、便血或大便溏烂，或有痞块，时消时聚，舌质偏暗或有瘀斑，脉弦或涩。

治法：活血化瘀，行气止痛。

推荐中医外治方法：

（1）穴位点刺放血疗法：取膈俞、大肠俞、血海、上巨虚等，每次取4～6穴，每日或隔日1次，3～5次为1个疗程。

（2）针刺疗法：取太冲、孔最、合谷、期门。

1）穴义：太冲与合谷相配，称四关穴，合谷为手阳明大肠经的原穴；厥阴经少气多血，太冲为足厥阴肝经的原穴；二穴相配，一阴（太冲）一阳（合谷），一气（合谷）一血（太冲），一脏（太冲）一腑（合谷），一升（太冲）一降（合谷），共同调理全身气血，以达调畅气机之功。孔最为肺经郄穴，阴经郄穴善于治疗血证，肺与大肠相表里；肝主疏泄，喜调达而恶抑郁，期门为肝之募穴，善疏肝气之郁结，与孔最相伍，亦能气血同调，理气活血通络。诸穴共奏活血化瘀、行气止痛之效。

2）加减应用：脘腹胀闷疼痛加公孙、内关；刺痛者加血海；便秘加天枢；便血或大便溏烂，加天枢、阴陵泉。

（3）穴位埋线：取穴原则与针刺大致相同。7～10日1次，4次为1个疗程。

（4）其他参考外治方法：背俞指针疗法。取膈俞、肝俞、脾俞、胃俞等。（具体操作过程见总论）

中药内服推荐：血府逐瘀汤加减。

4. 脾虚夹瘀证

腹痛隐作，大便溏薄，便血色淡，神倦乏力，面色萎黄，纳呆，或畏寒、四肢欠温，舌质淡胖而暗，或有瘀斑、瘀点，脉虚或细涩。

治法：补中健脾，活血化瘀。

推荐中医外治方法：

（1）针刺方法：取足临泣、太白、孔最、少府、足三里（灸）、地机等。

1）穴义：足临泣为足少阳胆经（甲木）之木穴，太白为足太阴脾经（己土）之土穴，根据甲己合化为土，故足临泣与太白相配能健运脾土。足三里为足阳明胃经土穴，少府穴为手少阴心经火穴，针刺足三里、少府穴配合艾灸足三里，取其"火生土"之义。地机为足太阴脾经郄穴，孔最为肺经郄穴，手太阴肺经与足太阴脾经为同名经，取之能活血化瘀通络。

2）随症加减：腹部隐痛加针（灸）中脘，大便溏薄加天枢、阴陵泉，面色萎黄，纳呆，或畏寒、四肢欠温加灸关元。

（2）穴位埋线疗法：取膈俞、脾俞、天枢、照海、足三里等。7～10日1次，4次为1个疗程。

穴义：根据易理针灸的用穴思维指导，脾为坤土，与洛书二五之数相应，取阴跷脉的照海穴，能调脾土之虚实；脾土居于中央，天枢穴居于脐旁，属足阳明胃经，为天地之气相互交汇之所，取其以中调中之意。脾俞为脾脏经气输注于背部膀胱经之穴，能健运脾土；足三里属土，能补益气血，健脾补虚。膈俞为血会，能通经脉之瘀滞，具有活血化瘀的作用；诸穴合用，共奏益气健脾、化瘀通络之效。

（3）其他参考外治方法：

1）麦粒灸法：取①膈俞、脾俞、太白；②照海、中脘、血海两组穴位每日交替施灸，每穴3～5壮，穴位以局部潮红、有灼热感为度，避免烫伤。

2）穴位注射疗法：取膈俞、脾俞、足三里等，其中用丹参注射液注射膈俞以活血化瘀；取黄芪注射液注射脾俞、足三里以益气健脾，每穴注射0.5～1 mL，每日1次，7～14次为1个疗程。

中药内服推荐：四君子汤和化积丸加减。

5. 阳虚夹瘀证

腹痛隐作，喜温喜按，大便溏薄，便血色淡，神倦乏力，脉细涩。

治法：温阳活血，化瘀通络。

推荐中医外治方法：

（1）针刺疗法：取足三里、阴谷、血海、太冲、合谷等。

穴义：天干合化中，戊癸合化为火，戊为胃土，癸为肾水，足三里为足阳明胃经之土穴，阴谷为足少阴肾经之水穴，足三里与阴谷合用生火，能温阳益气，散寒通脉。血海为足太阴脾经之穴，太冲为足厥阴肝经原穴，肝主疏泄，主藏血，与合谷合用，开四关，能疏肝理气活血调血，是调理一切血证之常用组合。

随症加减：面色萎黄，纳呆，加灸中脘；畏寒、四肢欠温加灸关元。

（2）督脉灸疗法：1 周 1～2 次，4 次为 1 个疗程。（具体操作过程见总论）

（3）麦粒灸法：取①膈俞、大肠俞、肾俞；②天枢、命门、血海、上巨虚。两组穴位每天交替施灸，每穴 3～5 壮，穴位以局部潮红、有灼热感为度，避免烫伤。

（4）其他参考外治方法：穴位埋线。取穴原则同针刺疗法，7～10 日 1 次，4 次为 1 个疗程。

中药内服推荐：附子理中汤加减。

四、医案分享

李某，女，59 岁。就诊日期 2016 年 10 月 12 日。主诉：腹部胀痛十余年，再发 2 周，曾多次在我院门诊或住院治疗，肠镜提示大肠多发息肉，较大者 0.8 cm×0.7 cm。经中西医治疗后效果欠佳。近来腹部胀痛加剧，以餐后及夜间明显，呈阵发性。面色萎黄，四末不温，纳差，夜寐一般，大便溏，小便调，舌质黯紫，苔薄腻，脉沉细涩。

病因病机分析：素体虚弱，中阳不足，寒积于中，以致气机不和，运行受阻，腹部气血运行失畅。

中医诊断：腹痛。证型：阳虚夹瘀。

西医诊断：大肠息肉。

治法：温阳活血，化瘀通络。

治疗方案：治以针刺疗法，取穴以足太阴脾经、足少阴肾经为主，腹部：天枢、中脘（加灸）、关元（加灸）；腿部：足三里、阴谷、血海；手足部：太冲、合谷。以上诸穴针刺得气后留针 30 分钟，诸穴采用平补平泻手法，每日 1 次。

分析：天干合化中，戊癸合化为火，戊为胃土，癸为肾水，足三里为足阳明胃经之土穴，阴谷为足少阴肾经之水穴，足三里与阴谷合用生火，能温阳益气，散寒通脉。关元，别名丹田（《灵枢·寒热病》），属任脉，为足三阴、任脉之会，小肠募穴，具有补肾培元、温阳固本的功效，并具有强壮作用。天枢穴正当脐旁，为人身上下、天地、阴阳之气枢转交合之处，取之可通调周身气机，恢复阴平阳秘的机能状态。血海为足太阴脾经之穴，太冲为足厥阴肝经原穴，肝主疏泄，主藏血，与合谷合用，开四关，能疏肝理气、活血调血，是调理一切血证之常用组合。

治疗过程：经镜下治疗配合针刺治疗 1 周后腹痛消失。纳食正常，睡眠质量改善；再巩固治疗 1 周，诸症彻底消失。半年后随访，患者腹痛未复发，无特殊不适，复查肠镜未再发现息肉。

第五章　便秘（功能性便秘）

一、概　　述

便秘是指由于大肠传导失常，导致大便秘结，排便周期延长；或周期不长，但粪质干结，排出艰难；或粪质不硬，虽有便意，但便而不畅的病证。西医学中的功能性便秘即属本病范畴，同时肠易激惹综合征、肠炎恢复期、直肠及肛门疾病所致便秘、药物性便秘、内分泌及代谢性疾病所致的便秘，以及肌力减退所致的排便困难等，均可参考本病辨证论治。

二、诊　　断

（一）疾病诊断

1. 中医诊断标准

参照《慢性便秘中医临床诊疗指南》（中华中医药学会，2016）、《便秘中医诊疗专家共识意见》（中华中医药学会脾胃病分会，2017）。

主要症状：排便次数减少，排便周期延长；或粪质坚硬，便下困难；或排出无力，出而不畅。

次要症状：可兼有腹胀、腹痛、肛裂、痔疮及排便带血等症。

本病可见于任何年龄段，以中老年多见，青年亦时见。

2. 西医诊断标准

参照《功能性便秘中西医结合诊疗共识意见》（中国中西医结合学会消化系统疾病专业委员会，2017）。

便秘主要是指粪便干结、排便困难或不尽感以及排便次数减少等。功能性便秘（functional constipation，FC）是指由非器质性原因引起的便秘，又称特发性便秘，可分为排空迟缓型、功能性出口梗阻型和合并或混合型。肛管内外括约肌功能障碍、直肠平滑肌动力障碍、直肠感觉功能损害等因素都会造成排便梗阻，导致功能性便秘。长期抑郁和焦虑亦可导致功能性便秘。

（二）证候分型

参照《便秘诊疗指南》（中华中医药学会，2017）、《慢性便秘中医临床诊疗指南》（中华中医药学会，2016）、《便秘中医诊疗专家共识意见》（中华中医药学会脾胃病分会，2017）。

1. 实秘

（1）肠道实热证。

（2）气机郁滞证。

（3）阴寒积滞证。

2. 虚秘

（1）脾胃气虚证。

（2）脾肾阳虚证。

（3）阴虚肠燥证。

（4）血虚肠燥证。

三、中医外治方案

本病多由外感寒热之邪，内伤饮食情志，病后体虚，阴阳气血不足等引发，以大肠传导失司为主要病机，以虚实为纲，常与肺、脾、肾等相关。肺主宣降，肺热肺燥，肺失宣降，热移于大肠，以致大肠传导失司；脾主运化，职司水谷精微的吸收转输，脾病则气血乏源，传输不利，糟粕内停而致便秘；肾司二便，主开合，寓元阴元阳，肾虚则阴亏燥结，或阳衰寒凝，传导失常而形成便秘。

（一）实秘

1. 肠道实热证

大便干结，腹胀腹痛，口干口臭，小便短赤，面红身热，舌质红，苔黄或黄燥，脉滑数。

治法：清热润肠。

本证推荐中医外治方法：

（1）背俞指针疗法：取背部膀胱经腧穴。选取肺俞、大肠俞等（具体操作过程见总论）。每次 20～30 分钟，每日 1 次，7～10 次为 1 个疗程。

穴义：五脏六腑之经气皆输注于背腰部的俞穴，可用于治疗相应的脏腑病证及有关的组织器官病证；另肺与大肠相表里，肺俞与大肠俞相配可宣畅肺气又疏通大肠的腑气。

（2）针刺疗法：取天枢、合谷、支沟、大肠俞、足三里、内庭、上巨虚。每日 1 次，7～14 次为 1 个疗程。

穴义：大肠俞穴，为足太阳膀胱经穴，大肠之背俞穴，背俞穴可用于治疗相应脏腑的病证及有关的组织器官病证，天枢穴属足阳明胃经，是大肠的募穴，募穴多用以治疗本脏腑病证，大肠俞与天枢相配为俞募配穴法，可治疗与对应脏腑经络相连属的组织器官病证，以疏通大肠腑气，腑气通则传导功能复常，便秘可解。支沟为手少阳三焦经的经穴，属火，有疏利三焦，聪耳利胁的功效，可宣泄三焦之火以通便。合谷为手阳明大肠经的原穴，可清泄大肠之火热以通腑气。内庭穴为足阳明胃经的荥穴，荥主身热，故内庭有清降胃火、通涤腑气的功效，既可清阳明经热又可治阳明腑热，同时配合谷，清泻邪热。上巨虚属足阳明胃经穴，为大肠之下合穴，《灵枢》曰"合治内腑"，故可用于调肠和胃，通腑下气，治疗胃肠病证。

（3）穴位贴敷疗法：取天枢、大肠俞、上巨虚、支沟、照海等。每次取 8～10 穴，每日 1 次，7～10 次为 1 个疗程。

其他参考中医外治法：穴位埋线疗法（取双大肠俞、双天枢、双上巨虚等）。7～10 日 1 次，4 次为 1 个疗程。

中药内服推荐：麻子仁丸，热重可用小承气汤。

2. 气机郁滞证

大便干结，或不甚干结，欲便不得出，或便而不爽，肠鸣矢气，腹中胀痛，胸胁满闷，嗳气频作，食少纳呆，舌苔薄腻，脉弦。

治法：行气导滞。

本证推荐中医外治方法：

（1）针刺疗法：取太冲、合谷、中脘、天枢、足三里、大肠俞。每日 1 次，7～14 次为 1 个疗程。

1）穴义：天枢、大肠穴解与肠道实热证型相同；太冲是足厥阴肝经的原穴，是肝脏原气经过和留止的部位，合谷为手阳明大肠经的原穴，太冲与合谷相配，称为"四关穴"，具有共同调理全身气血以达调畅气机之功。足三里为足阳明胃经的合穴，为土中之土（胃经为戊土，三里为胃经之合穴，亦为戊土），补之益气理中，泻之升阳降浊；足三里配太冲可疏通肝胃之气，清理腑热；合谷配足三里可调理肠胃、宽中理气。上巨虚为大肠的下合穴，合治内腑，可通大肠腑气。中脘是胃的募穴，八会穴之腑会，是腑之精气结聚的部位，配合太冲、合谷可以通气下腑。

2）加减应用：胸胁满闷、嗳气者加期门、膻中；嗳气频作加梁门。

（2）穴位贴敷疗法：取中脘、气海、肝俞、大肠俞、足三里等。每次取 8～10 穴，每日 1 次，7～10 次为 1 个疗程。

（3）穴位埋线疗法：取肺俞、肝俞、大肠俞、太冲、期门、合谷等。7～10 日 1 次，4 次为 1 个疗程。

穴义：背俞穴可用于治疗相应脏腑的病证及有关的组织器官病证；肺与大肠相表里，取肺俞与大肠俞相配以开宣肺气而助大肠排便，肝俞为肝的背俞穴可疏泄肝气，太冲为足厥阴的原穴，能调节肝脏和肝经的虚实。

（4）其他参考中医外治法：子午流注或灵龟八法开穴＋双太冲、双合谷。每日1次，7～14次为1个疗程。

中药内服推荐：六磨汤加减。

3. 阴寒积滞证

大便秘结，腹痛拘急，胀满拒按，手足不温，呃逆呕吐，舌苔白腻，脉弦紧。

治法：温里散寒，通便止痛。

本证推荐中医外治方法：

（1）艾灸疗法：取中脘、关元、足三里、脾俞、肾俞等＋针刺疗法：取中脘、天枢、气海、足三里、脾俞、肾俞、大肠俞等。每日1次，7～14次为1个疗程。

穴义：天枢、大肠俞穴义同前。关元，为足三阴经、任脉之会，具有补肾培元、温阳固本之效。中脘是胃的募穴，八会穴之腑会，是腑之精气结聚的部位，配合太冲、合谷可以通气下腑。气海为任脉穴，为人体强壮穴之一，具有益气助阳之效。脾俞、肾俞为脾、肾的背俞穴，可直接调理相应脏腑功能，起到补肾助阳，温中散寒的功效。

（2）穴位贴敷疗法：取中脘、关元、脾俞、肾俞、足三里等。每次取8～10穴，每日1次，7～10次为1个疗程。

（3）穴位埋线疗法：取双脾俞、双肾俞、双足三里等。7～10日1次，4次为1个疗程。

（4）其他参考中医外治法：针刺疗法。取脾俞、肾俞、足里穴、上巨虚等，每日1次，7～14次为1个疗程。

中药内服推荐：大黄附子细辛汤加减。

（二）虚秘

1. 脾胃气虚证

排便困难，虽有便秘，用力努挣则汗出短气，便后乏力，面白神疲，

151

肢倦懒言，舌淡苔白，脉虚。

治法：健脾益气。

（1）本证推荐中医外治方法：

1）背俞指针疗法：取肺俞、肝俞、脾俞、胃俞、大肠俞等。每次20～30分钟，每日1次，7～10次为1个疗程。

2）艾灸疗法：取中脘、关元、足三里、脾俞、胃俞＋针刺疗法。取中脘、天枢、气海、足三里、脾俞、胃俞等。每日1次，7～14次为1个疗程。

（2）其他参考中医外治法：

1）针刺疗法：取穴同上＋穴位注射疗法。取脾俞、胃俞、足三里等，取黄芪注射液4～6 mL，每次取4～6穴，每穴注射0.5～1 mL，每日1次，10次为1个疗程。

2）穴位贴敷疗法：取中脘、关元、脾俞、胃俞、足三里等，每次取8～10穴，每日1次，7～10次为1个疗程。

中药内服推荐：黄芪健中汤合理中汤加减。

2. 脾肾阳虚证

大便艰涩，排除困难，小便清长，面色㿠白，四肢不温，喜热怕冷，腹中冷痛，或腰膝酸冷，舌淡苔白，脉沉迟。

治法：温阳通便。

本证推荐中医外治方法：

（1）艾灸疗法：取中脘、关元、足三里、涌泉、脾俞、肾俞等＋针刺疗法。取中脘、天枢、气海、足三里、脾俞、肾俞等。每日1次，7～14次为1个疗程。

穴义：天枢、中脘、关元、气海、脾俞、肾俞穴义同前，足三里为足阳明胃经的下合穴，《灵枢》曰"合治内腑"，专司胃腑病，又是五输穴之合穴，五行属土，与脾胃相应，为土中之土（胃经为戊土，三里为胃经之合穴，亦为戊土），补之益气理中，泻之升阳降浊；故是治疗脾胃病的主穴，具有温补脾胃、调理中焦气机的功效。涌泉是足少阴肾经的井穴，有固本培元、温肾助阳的功效。

（2）穴位贴敷疗法：取中脘、关元、脾俞、肾俞、足三里等。每次取8～10穴，每日1次，7～10次为1个疗程。

（3）穴位埋线疗法：取脾俞、肾俞、天枢、足三里等。7～10日1次，4次为1个疗程。

（4）其他参考中医外治法：针刺疗法。取中脘、天枢、气海、足三里、脾俞、肾俞等，每日1次，7～14次为1个疗程。

中药内服推荐：济川煎加减。

3. 阴虚肠燥证

大便干结，状如羊屎，口干少津，心烦少眠，潮热盗汗，舌质红，少苔，脉细数。

治法：生津润燥。

本证推荐中医外治方法：

（1）针刺疗法：取天枢、上巨虚、三阴交、太溪、大肠俞等。每日1次，7～14次为1个疗程。

穴义：天枢、大肠俞穴义同前。上巨虚属足阳明胃经，为大肠之下合穴，《灵枢》曰"合治内腑"，故可用于调肠和胃，通腑下气，治疗胃肠病证。三阴交属足太阴经、厥阴经、少阴经之会，除可健脾益血外，还可调肝补肾，养大肠之血以润肠通便。太溪是足少阴肾经的原穴，是肾经之水传输之处，属土，有滋阴益肾的功效，太溪、三阴交合用可养阴生津，润肠通便。

（2）穴位贴敷疗法：天枢、气海、大肠俞、上巨虚、三阴交等，每次取8～10穴，每日1次，7～10次为1个疗程。

（3）穴位埋线疗法：三阴交、大肠俞、天枢、上巨虚等，7～10日1次，4次为1个疗程。

（4）其他参考中医外治法：子午流注或灵龟八法开穴法。每日1次，7～14次为1个疗程。

中药内服推荐：增液汤加减。

4. 血虚肠燥证

大便干结，面色无华，头晕目眩，心悸健忘，唇色淡，舌淡，苔白，脉细涩。

治法：养血润燥通便。

本证推荐中医外治方法：

（1）针刺疗法：取中脘、天枢、气海、血海、膈俞、脾俞等。每日1次，7～14次为1个疗程。

穴义：中脘、天枢、关元、气海、脾俞穴义同前。血海是足太阴脾经穴，为脾经所生之血的聚集之处，有化血为气、运化脾血的功效。膈俞为足太阳膀胱经的背俞穴，又是八交会中的血会，是膈膜中的气血物质由本穴外输膀胱经之处，有养血生血、健脾补心之效，与脾俞、血海合用能养血补血，润肠通便。

（2）穴位贴敷疗法：取血海、中脘、关元、脾俞、膈俞、足三里等。每次取8～10穴，每日1次，7～10次为1个疗程。

（3）其他参考中医外治法：针刺疗法。取穴同推荐方法（1）＋穴位注射疗法：取脾俞、胃俞、双血海等，取当归注射液4～6 mL，每次取4～6穴，每穴注射0.5～1 mL，每日1次，10次为1个疗程。

中药内服推荐：润肠丸加减。

四、医案分享

张某，女，45岁。2011年7月就诊，主诉：反复便秘3年余。现症：大便5～7日1行，便意不强，大便质软不硬，排解不畅，时感身倦乏力。舌淡红，苔薄白，脉沉取偏弱。无痛电子结肠镜检查：未见器质性病变。

病因病机分析：素体虚弱，中气受损，气虚则大肠传导无力以致便秘。

中医诊断：便秘，证型：脾胃气虚。

西医诊断：功能性便秘。

治法：健脾益气。

治疗方案：治以背俞指针疗法，取背部膀胱经腧穴为主，取穴：肺俞、肝俞、脾俞、胃俞、大肠俞等。

分析：背俞穴位于背腰部足太阳膀胱经第一侧线上，五脏六腑之经气皆输注于背俞穴，故背俞穴可以治疗与其相应脏腑的病证。刺激相应的背俞穴如：肺俞、肝俞、脾俞、胃俞、大肠俞等穴位能治疗相应的脏腑病证及有关的组织器官病证，调节肺肝脾功能，使气机充盈，升降调和，大肠传导通畅。

治疗经过：每日1次，每次治疗时间20分钟，连续治疗5日。治疗期间，每日早上都能按时排便，排便顺畅，患者甚为满意，继续接受背俞指针疗法治疗，隔日1次，每周3次治疗，经治疗1个月，每天都按时早上排便，每日排便1次，大便质软成形，经治痊愈。半年后回访，该女士诉排便正常。1年后再次回访，诉便秘未再发作。

第六章　泄泻（腹泻型肠易激综合征）

一、概　　述

肠易激综合征（irritable bowel syndrome，IBS）是一种反复腹痛，并伴排便异常或排便习惯改变的功能性肠病，诊断前症状出现至少 6 个月，且近 3 个月持续存在。该病缺乏可解释症状的形态学改变和生化检查指标异常，为消化内科的常见病和多发病。其根据患者异常的排便习惯，可分为四型：腹泻型、便秘型、混合型和不定型，其中腹泻型肠易激综合征为临床最常见，相当于中医学"泄泻"范畴。

二、诊　　断

（一）疾病诊断

1. 中医诊断标准

参考《肠易激综合征中医诊疗专家共识意见（2017）》及《泄泻中医诊疗专家共识意见（2017）》。

临床症状：以大便粪质清稀为主症，或次数不多，粪质清稀甚如水状；或大便稀薄，完谷不化，多伴有与排便相关的腹痛，亦可伴随脘腹不适、食少纳呆、小便不利等其他症状。常有反复发作病史，多由气候、饮食、情志等因素诱发。

2. 西医诊断标准

参考《中国肠易激综合征专家共识意见（2015）》《肠易激综合征中医诊疗专家共识意见（2017）》以及《功能性胃肠病罗马Ⅳ诊断标准》。

（1）反复发作的腹痛，最近 3 个月内每周至少发作 1 日，常规检查未发现能解释患者症状的器质性疾病，伴有以下 2 项或 2 项以上：①与排便有关；②发作时伴有排便频率改变；③发作时伴有粪便性状（外观）改变。

（2）症状出现至少 6 个月，近 3 个月持续存在。

（3）至少 25％的排便为 Bristol 6－7 型，且 Bristol 1－2 型的排便小于 25％。

（二）证候分型

证候分型有：①寒湿泄泻；②湿热泄泻；③肝郁泄泻；④脾肾两虚。

三、中医外治方案

湿为泄泻的主要病理因素，脾虚湿盛是其发病关键，故治疗以健脾化湿为原则，若病情处于虚实寒热兼夹或互相转化时，当随证施治。以湿盛为主，重在化湿，佐以分利；挟表邪者，佐以解表疏邪；挟暑邪者，佐以清暑；兼有伤食者，佐以消导；以脾虚为主，当以健脾；因肝气乘脾者，宜抑肝扶脾；因肾阳虚衰者，宜温肾健脾；中元下陷者，宜升提；久泻不止者，宜固涩。

1. 寒湿泄泻

泄泻清稀，甚如水样，腹痛肠鸣，脘闷食少，舌淡红，苔白腻，脉濡缓。

治法：温中化湿。

本证推荐中医外治方法：

（1）针刺疗法＋艾灸疗法：针刺取天枢、合谷、足三里、三阴交等，灸法取神阙穴，可采用艾条灸或艾箱灸，均每日 1 次，每次 30 分钟，7～14 次为 1 个疗程。

穴义：本病病位在肠，主要因寒湿困脾所致。三阴交具有健脾化湿之功。天枢为大肠的募穴，具有调理肠腑而止泻之功。足三里既是足阳明胃经的下合穴，又是合穴，五行属土，与脾胃相应；又《灵枢》曰"合治内腑"，故足三里专司胃腑病症，是治疗脾胃病症的主穴。合谷为手阳明大肠经的原穴，《灵枢·九针十二原》指出"五脏有疾也，当取之十二原"，故主治腑证泄泻、胃痛、腹痛等症。神阙穴主治脐周痛、腹胀、肠鸣、泄泻等症；艾灸神阙穴可加强温中健脾、化湿止泻之功。

加减应用：脘闷食少者加太白；困倦乏力者加气海、关元。

（2）穴位贴敷疗法：取中脘、神阙、天枢、大椎、至阳、大肠俞、足三里等。每次取 8～10 穴，每日 1 次，7～14 次为 1 个疗程。

（3）穴位注射疗法：取天枢、大肠俞、足三里等。每次取 4～6 穴，取黄芪注射液 4～6 mL，每穴注射 0.5～1.0 mL，每日 1 次，7～14 次为 1 个疗程。

（4）其他参考外治方法：督脉灸。（操作流程参看总论）

中药内服推荐：桂枝人参汤加减。

2. 湿热泄泻

泄泻腹痛，泻下急迫，或泻而不爽，粪色黄褐，气味臭秽，肛门灼热，烦热口渴，小便短黄，舌红，苔黄腻，脉滑数或濡数。

治法：清热祛湿，理气止泻。

本证推荐中医外治方法：

（1）针刺疗法：取合谷、天枢、丰隆、内庭等。每日 1 次，每次 30 分钟，7～14 次为 1 疗程。

1）穴义：内庭是足阳明胃经之荥穴，荥主身热，故内庭的特点是清热，既可清阳明经热，又可治阳明腑热。丰隆是足阳明胃经之络穴，可联络调理脾胃表里两经，既可调太阴以运化，又可泻阳明以祛火。

2）加减应用：口干口苦者加阳陵泉、足临泣。

（2）平衡罐疗法＋穴位点刺放血疗法：平衡罐取背部膀胱经第一侧线（操作流程参看总论），7～10日1次，4次为1个疗程。穴位点刺放血：取膈俞、胃俞、三焦俞等，每次取4～6穴，每日或隔日1次，3～5次为1个疗程。

（3）其他参考治疗方法：穴位埋线疗法。取曲池、天枢、膈俞、大肠俞、阴陵泉、足三里、丰隆等。每次取10～15穴，7～10日1次，4次为1个疗程。

中药内用推荐：藿香正气散加小柴胡汤加减。

3. 肝郁泄泻

素有胸胁胀闷，嗳气食少，每因抑郁恼怒，或情绪紧张之时，发生腹痛泄泻，腹中肠鸣，矢气频作，舌淡红，苔白，脉弦。

治法：泻肝实脾。

本证推荐中医外治方法：

（1）针刺疗法：取合谷、天枢、上巨虚、丰隆、太冲等。每日1次，每次留针30分钟，7～14次为1个疗程。

1）穴义：太冲是足厥阴肝经的原穴，是肝脏原气经过和留止的部位，可调节肝脏和肝经的虚实。双太冲与双合谷相配，共同调理全身气血以达调畅气机之功。上巨虚为大肠的下合穴，合治内腑，主治肠中绞痛，泄泻等症。

2）加减应用：胁肋胀痛者加期门；脐中痛、绕脐痛者加肓俞；口干口苦者加阳陵泉、足临泣；纳差、乏力者加关元、太白；胸闷、气紧者加天突、膻中；寐差者加百会。

（2）穴位埋线疗法：取合谷、天枢、肝俞、大肠俞、阴陵泉、足三里、丰隆、太冲等。每次取10～15穴，7～10日1次，4次为1个疗程。

（3）其他参考外治方法：

1）背俞指针疗法：取背部膀胱经第一侧线上的膈俞、肝俞、脾俞等进行点按，每日1次，10次为1个疗程。

2）穴位注射疗法：取天枢、肝俞、大肠俞、足三里等。每次取 4～6 穴，取黄芪注射液、维生素 B₆ 注射液，每穴 0.5 mL，每日 1 次，7～14 次为 1 个疗程。

中药内服推荐：①痛泻要方加味；②柴胡桂枝干姜加当归芍药散。

4. 脾肾两虚

大便时溏时泻，迁延反复，完谷不化，饮食减少，食后脘闷不舒，稍进油腻食物，则大便次数明显增加，多食则嗳气酸腐，面色萎黄，神疲倦怠，腰膝酸软，舌淡苔白，脉细弱。或黎明之前脐腹作痛，肠鸣即泻，泻下完谷，泻后则安，形寒肢冷，舌淡苔白，脉沉细。

治法：健脾补肾，化湿止泻。

本证推荐中医外治方法：

（1）针刺疗法＋艾灸疗法：针刺取合谷、中脘、天枢、足三里、太溪、太白等，每日 1 次，每次 30 分钟，7～14 次为 1 个疗程。艾灸：取神阙、太溪、命门、涌泉等，采用艾条灸或艾箱灸，每日 1 次，每次取 2～5 穴，每次施灸 30 分钟，7～14 次为 1 个疗程。

1）穴义：太白是足太阴脾经原穴，是脾脏真气输注所在，故具有健脾和胃之功。太溪为足少阴肾经原穴，是肾经原气输注之穴，肾为水火之脏，内藏元阴元阳，肾阴是一身的根本，先天之真源，肾阳是机体活动的动力。

2）加减应用：胃脘部胀满不舒者加公孙；面色萎黄，神疲倦怠加气海或关元；腰膝酸软者加曲泉、大肠俞；五更泻者加肾俞或灸神阙、命门等。

（2）穴位埋线疗法：取中脘、天枢、膈俞、脾俞、肾俞、大肠俞、足三里、太溪、太白等。每次取 10～15 穴，7～10 日 1 次，4 次为 1 个疗程。

（3）其他参考外治疗法：

1）穴位注射疗法：取天枢、肾俞、大肠俞、足三里等。每次取 4～6 穴，取黄芪注射液或参附注射液 4～6 mL，每穴注射 0.5～1.0 mL，每日 1 次，7～14 次为 1 个疗程。

2）督脉灸。（操作流程参看总论）

中药内服推荐：①理中汤加味；②附子理中汤合四神丸；③茯苓四逆汤合四神丸。

四、医案分享

覃某，女，43 岁。大便溏烂，日行 2～3 次，伴腹痛，脐中痛 8 年余，进食肉类、寒凉之品、青菜等物即泻，形体肥胖，大腹便便，困倦乏力，畏寒肢冷，喜饮温热之品，前额头痛，印堂、攒竹等穴处尤甚，见光痛甚，头晕，腰痛，以腰骶部为甚，不能久立，弯腰受限，双足湿疹，奇痒，右侧膝关节内侧疼痛，上楼时膝痛尤其明显，咳嗽、喷嚏时小便不能自控，无口干口苦，纳寐可，小便正常，月经正常。舌淡胖、苔白厚水滑，脉濡细。胃镜、肠镜检查均无异常；腰椎 MR 示：腰椎退行性改变；膝关节正侧位片示：双膝关节退行性改变，右膝关节内侧副韧带钙化。每日在家自行艾灸腹部和腰骶部，艾灸后腰痛可缓解，腹痛缓解不明显，脐中仍痛。

病因病机分析：脾肾阳虚，运化失施，湿邪内阻，阳虚寒凝经脉。

中医诊断：泄泻。证型：脾肾阳虚。

西医诊断：①肠易激综合征。②腰椎退行性病变。③右侧膝关节内侧副韧带钙化。④慢性湿疹。

治法：温补脾肾。

治疗：予穴位埋线疗法，取穴：足三里、太溪、太白、中脘、肓俞、迎香穴、风池、肾俞、大肠俞等。中药予苓桂术甘汤合附子理中汤加减。

分析：太白是足太阴脾经原穴，太白是脾脏真气输注所在，故具有健脾和胃之功。太溪为足少阴肾经原穴，是肾经原气输注之穴，肾为水火之脏，内藏元阴元阳，肾阴是一身的根本，先天之真源，肾阳是机体活动的动力。足三里为足阳明胃经的下合穴，《灵枢》曰"合治内腑"，专司胃腑病症，又是五输穴之合穴，五行属土，与脾胃相应，故是治疗脾胃病症的主穴。中脘为胃之募穴，八会穴之腑会，是精气结聚的部位，又是手太阳经、手少阳经、足少阳经、足阳明经、任脉之会（《甲乙经》），该穴正当胃部，有调理脾胃之气的作用，是治疗腑病的要穴。患者印堂、攒竹、前额等处疼痛，故用迎香、风池以通经络、理气止痛。肓俞位于脐中旁开0.5寸，属于足少阴肾经腧穴，主脐周痛。患者腰膝疼痛故加大肠俞、肾俞。

治疗过程，经初诊治疗后，二诊患者诉大便日行 1 次，无腹痛，头晕、头痛已明显缓解，腰膝仍有疼痛。继予穴位埋线疗法，取穴：足三里、太溪、太白、中脘、肓俞、迎香穴、风池、大肠俞、曲泉等。中药守上方。三诊，患者诉大便每日 1 行，无头晕头痛，弯腰、上楼未见明显疼痛，可进食肉类、青菜等，余症未见再发，中药守方。治疗 2 个疗程后诸症悉除告愈；半年后随访，症状未见反复。

第七章 呃逆（呃逆）

一、概　述

呃逆是指胃气上逆动膈，以气逆上冲，喉间呃呃连声，声短而频，令人不能自止为主要临床表现的病证。呃逆古称"哕"，又称"哕逆"。西医学中的单纯性膈肌痉挛即属呃逆。而胃肠神经症、胃炎、胃扩张、胃癌、肝硬化晚期、脑血管疾病、尿毒症以及胃、食管手术后等其他疾病所引起的膈肌痉挛，均可参考本节辨证论治。

二、诊　断

（一）疾病诊断

1. 中医诊断标准

参照《中医内科学》（周仲英，中国中医药出版社，2006）结合临床实践所制定。

（1）主要症状：气逆上冲，喉间呃呃连声，声音短促，频频发出，患者不能自制。

（2）次要症状：常伴胸膈痞闷、胃脘嘈杂灼热、嗳气、情绪不安等。

2. 西医诊断标准

参照《胃肠病学（第三版）》（郑芝田，人民卫生出版社，2000）

呃逆症是膈肌和肋间肌等辅助呼吸肌的阵发性不自主挛缩，伴吸气期声门突然闭锁，空气迅速流入气管内，发出特异性声音。当膈肌不随意的重复性痉挛，及其随后的声门突然关闭，可引起气体的内流受阻，便发出特征性的声音。

（二）证候分型

参照中医诊断标准：参照《中医内科学》（周仲英，中国中医药出版社，2006）结合临床实践所制定。

证候分型有：①胃中寒冷证；②胃火上逆证；③气机郁滞证；④脾胃阳虚证；⑤胃阴不足证。

三、中医外治方案

本病多与饮食不当、情志不遂、脾胃虚弱等有关。产生呃逆的主要病机为胃气上逆动膈，其病位在膈，病变关键脏腑为胃，并与肺、肝、肾有关。故治疗原则为理气和胃、降逆止呃，并在分清寒热虚实的基础上，分别施以祛寒、清热、补虚、泻实之法。对于危重病证中出现的呃逆，急当救护胃气。

1. 胃中寒冷证

呃声沉缓有力，胸膈及胃脘不舒，得热则减，遇寒则甚，进食减少，口淡不渴，舌苔白，脉迟缓。

治法：温中散寒，降逆止呃。

本证推荐中医外治方法：

（1）背俞指针疗法：取背部膀胱经腧穴。取脾俞、胃俞、膈俞等（具体操作过程见总论）。配合点按：攒竹、翳风等，每次20～30分钟，每日1次，7～10次为1个疗程。

穴义：五脏六腑之经气皆输注于背俞穴，脾俞与胃俞相配可发挥调和脾胃、同畅脾胃气机之效。攒竹与膈俞均属于足太阳膀胱经腧穴，按压可利膈止呃，翳风属手少阳三焦经，具有宽胸、理气、利膈的作用。

（2）针刺疗法：取中脘、足三里、内关、膻中、膈俞等。每日 1 次，7～14 次为 1 个疗程。

穴义：中脘为胃之募穴、腑之会，配胃的下合穴足三里，具有益气温中、和胃降逆、疏通胃气之效。内关为手厥阴心包经的络穴，可宽胸利膈，畅通三焦气机。膻中为八会穴之气会，可理气降逆。本病病位在膈，所以不论何种呃逆，均可用膈俞利膈止呃。

（3）耳针疗法：取耳中、胃、神门、相应病变脏腑（如肺、脾、肝、肾）。埋压材料选用生王不留行，中等刺激，使患者有胀感，每日自行按摩数次，3～5 日换压 1 次。

（4）其他参考外治方法：穴位贴敷疗法。取中脘、足三里、膻中等穴。每次取 8～10 穴，每日 1 次，7～10 次为 1 个疗程。

中药内服推荐：丁香散加减。

2. 胃火上逆证

呃声洪亮有力，冲逆而出，口臭烦渴，多喜饮冷，脘腹满闷，大便秘结，小便短赤，舌苔黄燥，脉滑数。

治法：清热和胃，降逆止呃。

本证推荐中医外治方法：

（1）针刺疗法：取中脘、内关、足三里、内庭、膈俞等。每日 1 次，7～14 次为 1 个疗程。

1）穴义：内庭为足阳明胃经之荥穴，有清胃热、化积滞之功。

2）加减应用：心烦易怒加内关、太冲；大便干燥加支沟；胁痛加阳陵泉、外关。

（2）背俞指针疗法：取背部膀胱经腧穴：脾俞、胃俞、膈俞等（具体操作过程见总论），配合点按气舍穴。每次 20～30 分钟，每日 1 次，7～10 次为 1 个疗程。

穴义：气舍穴为足阳明胃经之穴，为胃经经气的重要来源，可降循颈项上炎的火热之气。

165

（3）其他参考外治方法：穴位埋线疗法。取双脾俞、双胃俞、双足三里等，每次取 10~15 穴，7~10 日 1 次，4 次为 1 个疗程。

中药内服推荐：竹叶石膏汤。

3. 气机郁滞证

呃逆连声，常因情志不畅而诱发或加重，胸胁满闷，脘腹胀满，纳减嗳气，肠鸣矢气，苔薄白，脉弦。

治法：理气解郁，降逆止呃。

本证推荐中医外治方法：

（1）背俞指针疗法：取背部膀胱经腧穴。肝俞、脾俞、胃俞、膈俞等（具体操作过程见总论），配合点按头部的攒竹穴。每日 1 次，每次 20~30 分钟，7~10 次为 1 个疗程。

穴义：肝俞与胃俞相配可发挥疏肝和胃、宽胸理气之功。

（2）针刺疗法：取内关、中脘、足三里、期门。每日 1 次，7~14 次为 1 个疗程。

穴义：内关，具有宽胸解郁疏肝之功，善治胸胃疼痛。中脘是胃之募穴，配和胃经之合穴足三里，具有和胃健脾、疏通胃气、导滞止痛。期门为肝之募穴，疏肝理气。

加减应用：胸胁满闷加胆经之合穴阳陵泉；脘腹胀满加合谷；肠鸣加公孙。

（3）平衡罐疗法（取背部膀胱经）（具体操作过程见总论）。7~10 日 1 次，4 次为 1 个疗程。

（4）其他参考外治方法：子午流注或灵龟八法开穴法＋太冲、合谷、中脘。每日 1 次，7~14 次为 1 个疗程。

中药内服推荐：五磨饮子。

4. 脾胃阳虚证

呃声低长无力，气不得续，泛吐清水，脘腹不舒，喜温喜按，面色㿠白，手足不温，食少乏力，大便溏薄，舌质淡，苔薄白，脉细弱。

治法：温补脾胃，和中降逆。

本证推荐中医外治方法：

（1）艾灸疗法：取中脘、关元、足三里、脾俞、胃俞等＋针刺疗法：取内关、中脘、足三里、脾俞、胃俞。灸法每日 1 次，每次取 3～5 穴，7～14 次为 1 个疗程。

（2）子午流注或灵龟八法开穴＋脾俞、胃俞、气海、关元、中脘、足三里等。每日 1 次，7～14 次为 1 个疗程。

（3）其他参考外治方法：穴位贴敷疗法。取神阙、中脘、关元、脾俞、胃俞、足三里等。每次取 8～10 穴，每日 1 次，7～10 次为 1 个疗程。

中药内服推荐：理中汤。

5. 胃阴不足证

呃声短促而不得续，口干咽燥，烦躁不安，不思饮食，或食后饱胀，大便干结，舌质红，苔少而干，脉细数。

治法：益胃养阴，和胃止呃。

本证推荐中医外治方法：

（1）针刺疗法：子午流注或灵龟八法开穴＋足三里、中脘、三阴交。每日 1 次，7～14 次为 1 个疗程。

穴义：三阴交为足三阴经的交会穴，有健脾益阴之效。

（2）穴位埋线疗法：取脾俞、胃俞、中脘、足三里、三阴交等。每次取 10～15 穴，7～10 日 1 次，4 次为 1 个疗程。

（3）其他参考外治方法：穴位注射疗法。取脾俞、胃俞、足三里、三阴交等。每次取 4～6 穴，取参麦注射液 4～6 mL，每穴注射 0.5～1.0 mL，每日 1 次，10 次为 1 个疗程。

中药内服推荐：益胃汤。

四、医案分享

杨某某，女，56 岁。2017 年 9 月就诊，诉：喉间呃呃连连 5 日。呃声低长无力，气不得续，泛吐清水，不能自止。于外院予山莨菪碱、奥美拉唑静脉滴注治疗症状未见缓解，遂寻求针灸治疗。现症：两胁肋牵扯样疼痛，脘腹不舒，喜温喜按，面色㿠白，手足不温，食少乏力，大便溏薄，舌质淡苔薄白，脉细弱。

病机分析：素体虚弱，中阳不足，胃失和降，气机上逆动膈而呃。

中医诊断：呃逆。证型：脾胃阳虚。

西医诊断：呃逆病。

治法：温补脾胃，和中降逆。

治疗方案：治以针刺疗法，取穴以足阳明胃经、任脉、手厥阴心包经、足太阴脾经为主，腹部：上脘、中脘、下脘、天枢、天突；腿部：足三里、阴陵泉；手足部：内关、公孙。

穴义：内关、公孙属八脉交会穴，分别为心包经和阴维脉、脾经和冲脉脉气相通的穴位。《灵枢·经脉》曰："心主手厥阴心包络之脉……下膈，历络三焦。""脾足太阴之脉……上膈……散舌下。"《奇经八脉考》曰："阴维起于诸阴之交……上胸膈，挟咽……。"《素问·骨空论》曰："冲脉为病，逆气里急。"可见心包经、脾经、阴维脉及冲脉之循行都过膈而和胃及心胸相关。所以，针刺内关及公孙可以通调四经，以达降逆止呃之功效。天突位于咽喉，可利咽止呃。上脘、中脘、下脘为胃部局部腧穴，针刺可调节局部气血，以达降逆和胃之效。天枢穴正当脐旁，为人身上下、天地、阴阳之气枢转交合之处，取之可通调周身气机，恢复阴平阳秘的机能状态。足三里为胃之下合穴，取之可补中益气、降逆止呃。阴陵泉为脾经之合穴，取之可健脾理气。诸穴合用以达温补脾胃，和中降逆之效。

治疗过程：经针刺治 5 日后，每日 1 次，患者诉效果显著，呃逆停止，已无明显不适症状，行 1 个疗程巩固治疗后，告愈。嘱患者注意饮食，忌食生冷。半年后随访，症状未见反复。

第八章 不寐（睡眠障碍）

一、概　　述

　　不寐是以经常不能获得正常睡眠为特征的一类病证。主要表现为睡眠时间、深度的不足。轻者入睡困难，或寐而不酣，时寐时醒，或醒后不能再寐，重则彻夜不寐。分慢性失眠障碍、短期失眠障碍、其他失眠障碍。临床可见入睡困难、睡眠维持困难、早醒、多梦、易醒及醒后难以入睡等。

二、诊　　断

（一）疾病诊断

1. 中医诊断标准

　　参照《失眠症中医临床实践指南》（WHO/WPO，2016）、《失眠症的中医诊断、辨证和治疗》（2006）、《中医内科病证诊断疗效标准》（ZY/T001.1—94）。

　　主要症状：入睡困难、睡眠质量下降，睡眠维持障碍、早醒、总睡眠时间减少。本病可见于任何年龄段，以中老年多见，青年亦时见，常反复发作。

2. 西医诊断标准

参照《中国成人失眠诊断与治疗指南》（中华神经科杂志，2012）、《中国失眠障碍诊断和治疗指南》（中国睡眠研究会，2017）、《国际睡眠障碍分类第三版（ICSD－3)》（2014）、《睡眠国际分类（ICSD－2)》（2007）。

失眠障碍常见包括以下 1～2 项：入睡困难、睡眠维持障碍（或早醒伴再入睡困难）；临床症状严重，影响了觉醒时的躯体和社会功能或导致明显不安。

（二）证候分型

参照《失眠症中医临床实践指南》（WHO/WPO），2016）、《失眠症的中医诊断、辨证和治疗》（2006）、《中医内科病证诊断疗效标准》（ZY/T001.1—94）。

证候分型有：①胃气失和证；②痰热内扰证；③阴虚火旺证；④肝郁化火证；⑤瘀血内阻证；⑥心火炽盛证；⑦心脾两虚证；⑧心胆气虚证；⑨心肾不交证。

三、中医外治方案

本病多由外邪所感，七情内伤，思虑劳倦太过或暴受惊恐，亦可因禀赋不足，房劳久病或年迈体虚所致。其主要病机是阴阳、气血失和，脏腑功能失调，以致神明被扰，神不安舍。其病位在心，与肝、脾、肾、胆、胃密切相关。

1. 胃气失和证

入睡困难，眠浅易惊醒，食后脘腹痞闷或胀痛，时有嗳腐酸臭，大便溏粘或臭秽，纳呆，舌质红，苔厚腻，脉弦或滑数。

治法：和胃导滞，调中安神。

本证推荐中医外治方法：

（1）背俞指针疗法：取背部膀胱经腧穴。心俞、脾俞、胃俞，配合点按足三里、内关、神门等。每日1次，每次20～30分钟，7～10次为1个疗程。（具体操作过程见总论）

穴义：五脏六腑之经气皆输注于背俞穴，心俞与胃俞相配可发挥理气安神，和胃止痛之功。点按内关、神门以调中安神。

（2）针刺疗法：取内关、神门、中脘、足三里等。每日1次，每次取10～15穴，7次为1个疗程。

穴义：内关，宽胸解郁行气，善治胸胃疼痛；内关配神门安神定志。中脘是胃之募穴，配胃经之合穴足三里，可和胃健脾、疏通胃气、导滞止痛。

加减应用：痛甚加胃经之郄穴梁丘；饮食停滞者加梁门、天枢。

（3）五音疗法：进食前、进食后及睡前聆听或哼唱主旋律音调适中、节奏偏慢、音量适中（以能听得见且不觉嘈杂为度）、情感平稳的以宫音为主的音乐助胃气逐渐调顺。推荐曲目：《春江花月夜》《竹林深处》《月光水岸》。每日至少1次，每次不少于20分钟，2周为1个疗程。

（4）其他参考外治方法：

1）穴位埋线疗法：取心俞、胃俞、足三里等。每次取10～15穴，7～10日1次，4次为1个疗程。

2）穴位贴敷疗法：取中脘、足三里、心俞、胃俞、脾俞等，每日1次，每次取8～10穴，7～10次为1个疗程。

中药内服推荐：保和丸（《丹溪心法》）。

2. 痰热内扰证

失眠时作，恶梦纷纭，易惊易醒。头目昏沉，脘腹痞闷，口苦心烦，不思饮食，口黏痰多。舌红、苔黄腻或滑腻，脉滑数。

治法：化痰清热，和中安神。

本证推荐中医外治方法：

（1）背俞指针疗法：取背部膀胱经腧穴。心俞、脾俞，配合点按内关、中脘、丰隆等。每日1次，每次20～30分钟，7～10次为1个疗程。

（具体操作过程见总论）

穴义：五脏六腑之经气皆输注于背俞穴，心俞与脾俞相配可发挥和中安神，健脾化痰之功。中脘为胃之募穴，丰隆为化痰要穴。

（2）针刺疗法：取内关、神门、内庭、丰隆、中脘、百会。每日1次，7日为1个疗程。

穴义：内关，宽胸解郁行气，善治胸胃疼痛；内关配神门安神定志。中脘是胃之募穴，配胃经之合穴足三里，和胃健脾。百会为百脉之会，贯达全身。

加减应用：便秘加天枢。

（3）穴位埋线疗法：取心俞、脾俞、足三里、丰隆。7～10日1次，4次为1个疗程。

（4）五音疗法：心情烦躁明显时聆听主旋律音调适中、节奏适中、音色轻巧活跃、音量偏小（以能听得清楚但不超过正常讲话的音量为度）、情感积极舒展的以角音为主的音乐以疏肝通阳泄热，推荐曲目：《春之声圆舞曲》《蓝色多瑙河圆舞曲》《维也纳森林故事》。心情平复后聆听或哼唱节奏适中、音色明朗、音量适中、情感庄重的以宫音为主的乐曲以健脾通阳化痰，推荐曲目：《义勇军进行曲》《红旗颂》《拉德茨基进行曲》。每日至少1次，每次不少于20分钟，2周为1个疗程。

（5）其他参考外治方法：子午流注或灵龟八法开穴＋双足三里、双合谷、中脘。每次取10～15穴，每日1次，7次为1个疗程。

中药内服推荐：温胆汤（《备急千金方》）。

3. 阴虚火旺证

虚烦不眠，入睡困难，夜寐不安，甚则彻夜难眠，手足心热，盗汗，口干少津，健忘耳鸣，腰酸梦遗，心悸不安。舌红，少苔，脉细数。

治法：滋阴降火，清热安神。

本证推荐中医外治方法：

（1）针刺疗法：取神门、内关、百会、安眠、太溪、涌泉等。每日1次，7次为1个疗程。

穴义：神门为手少阴心经之原穴，内关为手厥阴心包经之络穴，原络配伍可宁心安神，为治疗失眠之主穴。百会位于巅顶，入络于脑，可清头目宁心神。安眠穴为治疗失眠的经验效穴。太溪、涌泉可滋阴降火。

（2）穴位埋线疗法：取心俞、肾俞、足三里、三阴交。7～10 日 1 次，4 次为 1 个疗程。

（3）五音疗法：睡前聆听或哼唱主旋律音调相对低沉、节奏缓慢、音量偏小、情绪冷静的以羽音为主的乐曲以滋肾阴养心阴，推荐曲目：《二泉映月》《梅花三弄》《流水》。每日至少 1 次，每次不少于 30 分钟，2 周为 1 个疗程。

（4）其他参考外治方法：背俞穴放血疗法：膈俞，肝俞、胆俞等。7～10 日 1 次，4 次为 1 个疗程。

中药内服推荐：黄连阿胶汤加减。

4. 肝郁化火证

心烦不能入睡，性情急躁易怒，或入睡后多梦易惊。次症：胸胁胀闷，善太息，口苦咽干，目赤，小便黄，大便秘结。舌红、苔黄，脉弦数。

治法：疏肝解郁，清热化火。

本证推荐中医外治方法：

（1）针刺疗法：取大陵、期门行间、阳陵泉等。每日 1 次，7 次为 1 个疗程。

穴义：大陵为心包经的原穴，可安神定惊。期门为肝的募穴，行间为肝经之荥火穴，阳陵泉为胆经的合穴，三穴合用，有疏肝泄火之功。

（2）穴位埋线疗法：取阳陵泉、肝俞、心俞等。7～10 日 1 次，4 次为 1 个疗程。

（3）五音疗法：睡前聆听节奏稳定、音量适中、情感铿锵或悲凉的以商音为主的乐曲以佐金平木，推荐曲目：《十面埋伏》《自新大陆》《吉普赛之歌》；晨起时聆听或哼唱以角音为主的乐曲，推荐曲目：《春风得意》《姑苏行》。每日至少 1 次，每次不少于 20 分钟，2 周为 1 个疗程。

（4）穴义：大陵为心包经的原穴，可安神定惊。期门为肝的募穴，行间的肝经之荥穴、阳陵泉为胆经的合穴，三穴合用有疏肝泻火之功。

（5）其他参考外治方法：背俞指针疗法。取背部膀胱经上的阳性反应点或背腧穴：心俞、肝俞、胆俞、脾俞、胃俞等穴进行点按，每日1次，每次20～30分钟，7～10次为1个疗程。（具体操作过程见总论）

中药内服推荐：龙胆泻肝汤（《卫生宝鉴》）。

5. 瘀血内阻证

失眠日久，躁扰不宁，胸不任物，夜多惊梦，夜不能睡，夜寐不安。面色青黄，或面部色斑，胸痛、头痛日久不愈，痛如针刺而有定处，或呃逆日久不止，或饮水即呛，干呕，或内热瞀闷，或心悸怔忡，或急躁善怒，或入暮潮热。舌暗红，舌面有瘀点，唇暗或两目暗黑，脉涩或弦紧。

治法：活血化瘀，通经活络。

本证推荐中医外治方法：

（1）穴位点刺放血疗法：取穴心俞、膈俞、血海等，7～10日1次，4次为1个疗程。

（2）针刺疗法：取内关、合谷、太冲、血海、期门。每日1次，7次为1个疗程。

穴义：太冲与合谷相配，称四关穴，合谷为手阳明大肠经之原穴；厥阴经少气多血，太冲为足厥阴肝经之原穴；二穴相配一阴（太冲）一阳（合谷），一气（合谷）一血（太冲），一脏一腑，一升一降，共同调理全身气血，以达调畅气机之功。肝主疏泄，喜调达而恶抑郁；期门为肝之募穴，善疏肝气之郁结，可理气活血通络。

（3）五音疗法：心烦急躁时聆听《泰伊思冥想曲》并在医生引导下静坐，心情平复后聆听或哼唱主旋律音调适中或偏高、曲调舒展喜庆、节奏稍活泼欢快、音量适中的以角音或徵音为主的乐曲以舒张血管、助心行血，推荐曲目：《欢乐颂》《铃儿响叮当》《春节序曲》《洪湖水浪打浪》。每日配合导引功法至少1次，每次20～30分钟，2周至1个月为1个疗程。

（4）穴位埋线疗法：选穴原则与针刺疗法相同。7～10日1次，4次为1个疗程。

其他参考外治方法：

（1）背俞指针疗法：取背部腧穴，如膈俞、肝俞、脾俞、胃俞等；每日1次，每次20～30分钟，7～10次为1个疗程。（具体操作过程见总论）

（2）穴位注射疗法：取心俞、膈俞、足三里。取丹参注射液4～6 mL，每次取4～6穴，每穴注射0.5～1.0 mL，每日1次，10次为1个疗程。

中药内服推荐：血府逐瘀汤（《医林改错》）。

6. 心火炽盛证

心烦难眠，五心烦热。头晕耳鸣，口舌生疮，口干腰酸，梦遗滑精。舌红、苔干，脉细数。

治法：清心泻火，养血安神。

本证推荐中医外治方法：

（1）刮痧疗法：用刮痧板，在下列腧穴部位进行刮痧治疗。①头颈部：太阳穴、额旁、额顶带后1/3，顶颞后斜下1/3（双侧）；胆经的双侧风池穴；奇穴——四神聪、安眠穴。②背部：膀胱经——双侧心俞、脾俞、肾俞。③上肢：心经——双侧神门穴。④下肢：脾经——双侧三阴交穴。每次20～30分钟，1周可治疗1～3次，10次为1个疗程，坚持3个疗程以上。

（2）五音疗法：睡前聆听主旋律音调相对低沉、节奏缓慢、音量偏小、情绪冷静的以羽音为主的乐曲以滋肾阴、养心阴、清心火，推荐曲目：《太极》《流水》。每天至少1次，每次不少于20分钟，2周为1个疗程。

（3）背俞指针疗法：取背部膀胱经腧穴。心俞、膈俞、脾俞等，配合点按大陵、神门等。每次20～30分钟，每日1次，7～10次为1个疗程。（具体操作过程见总论）

其他参考外治方法：

（1）针刺疗法：取神门、内关、阴郄、膻中等。每日 1 次，7 次为 1 个疗程。

（2）平衡罐疗法（背部膀胱经）+背俞穴放血疗法：取穴膈俞、心俞、肝俞等，刺络拔罐放血。7～10 日 1 次，4 次为 1 个疗程。

中药内服推荐：导赤汤（《小儿药证直诀》）合交泰丸（《韩氏医通》）加味。

7. 心脾两虚证

头蒙欲睡，睡而不实，多眠易醒，醒后难以复睡。心悸、健忘，神疲乏力，纳谷不香，面色萎黄，口淡无味，食后作胀。舌淡苔白，脉细弱。

治法：益气健脾，养心安神。

本证推荐中医外治方法：

（1）针刺疗法：取神门、内关、百会、安眠、三阴交等。每次取 10～15 穴，每日 1 次，7 次为 1 个疗程。

穴义：神门为心经之原穴，内关为心包经之络穴，原络配伍可宁心安神，为治疗失眠之主穴。百会位于巅顶，入络于脑，可清头目宁心神。三阴交为足三阴经交会穴，又是脾经之穴，可健脾安神，安眠为治疗失眠的经验效穴。

（2）穴位注射疗法：取双足三里、双心俞、双脾俞等，取黄芪注射液 4～6 mL，每次取 4～6 穴，每穴注射 0.5～1.0 mL，每日 1 次，10 次为 1 个疗程。

（3）五音疗法：睡前聆听节奏沉稳或稍欢快、音量偏小的以宫音或徵音为主的乐曲以健脾养心，推荐曲目：《月儿高》《花好月圆》《秋湖月夜》《洪湖水浪打浪》；准备入睡时小声播放《泰伊思冥想曲》帮助入静。每日至少 1 次，每次不少于 30 分钟，2 周为 1 个疗程。

其他参考外治方法：

（1）督脉灸疗法；每次 40 分钟，7～10 日 1 次，4 次为 1 个疗程。（操作流程参看总论）

（2）穴位贴敷疗法：取足三里、肾俞、心俞、脾俞、关元、气海等。

每次取 8～10 穴，每次贴 3～6 小时，2～7 日穴位贴敷 1 次，3 次为 1 个疗程。

中药内服推荐：人参归脾汤（《正体类要》）。

8. 心胆气虚证

心悸胆怯，不易入睡，寐后易惊，遇事善惊，气短倦怠。舌淡苔白，脉弦细。

治法：益气养心，镇静安神。

本证推荐中医外治方法：

（1）针刺疗法：取神门、内关、百会、安眠、丘墟等。每次取 10～15 穴，每日 1 次，7 日为 1 个疗程。

穴义：神门为心经之原穴，内关为心包经之络穴，原络配伍可宁心安神，为治疗失眠之主穴。百会位于巅顶，入络于脑，可清头目宁心神。丘墟为胆经之原穴，安眠为治疗失眠的经验效穴。

（2）穴位注射疗法：双足三里、双心俞、双胆俞等，取黄芪注射液 4～6 mL，每次取 4～6 穴，每穴注射 0.5～1.0 mL，每日 1 次，10 次为 1 个疗程。

（3）五音疗法：于白日聆听音调相对偏高、曲意活泼、音量稍偏大、以角音或徵音为主的音乐，推荐曲目：《喜相逢》《百鸟朝凤》《姑苏行》《渔歌》。每日至少 1 次，每次不少于 30 分钟。夜间睡时以《泰伊思冥想曲》为背景音乐，音量宜小。2 周为 1 个疗程。

其他参考外治方法：

（1）蜡疗：根据辨证取肾俞、心俞、胆俞等穴，每次 1～2 穴，每日 1～2 次，7～10 次为 1 个疗程。

（2）穴位贴敷疗法：取心俞、气海、脾俞、胆俞、关元、阳陵泉等，每次取 8～10 穴，每次贴 3～6 小时，2～7 日穴位贴敷 1 次，3 次为 1 个疗程。

中药内服推荐：安神定志丸（《医学心悟》）。

9. 心肾不交证

夜难入寐，甚则彻夜不眠。心中烦乱，头晕耳鸣，潮热盗汗，男子梦遗阳痿，女子月经不调，健忘，口舌生疮，大便干结。舌尖红，少苔，脉细。

治法：交通心肾，补血安神。

本证推荐中医外治方法：

（1）针刺疗法：取神门、内关、百会、安眠、照海等。每日1次，7次为1个疗程。

穴义：神门为心经之原穴，内关为心包经之络穴，原络配伍可宁心安神，为治疗失眠之主穴。百会位于巅顶，入络于脑，可清头目宁心神。照海为八脉交会穴，可镇惊安神。安眠为治疗失眠的经验效穴。

（2）耳针疗法：取皮质下、心点、脾点、神门，埋压王不留行或绿豆。中等刺激，使患者有胀感，每日自行按摩数次，3~5日换压1次。

（3）五音疗法：睡前聆听音调相对适中、曲意宁静、音量偏小、以羽音为主的音乐，推荐曲目：《乌夜啼》《汉宫秋月》《太极》。每日至少1次，每次不少于30分钟。睡时以《泰伊思冥想曲》为背景音乐，音量宜小。2周为1个疗程。

中药内服推荐：交泰丸（《医方集解》），天王补心丹（《摄生秘剖》）。

其他参考外治方法：

（1）穴位埋线疗法：取心俞、肾俞、关元、太溪等。7~10日1次，4次为1个疗程。

（2）艾灸疗法：取关元、足三里、气海、肾俞、心俞、大椎，每次1~2穴，每日1~2次，7~10次为1个疗程。

四、医案分享

张某，女，40岁。2018年8月初诊。1年前电子胃镜检查提示：慢性胃炎伴糜烂。主诉：入睡困难1年。现症：入睡难，夜间易醒2~3次，伴多梦，多为恶梦，夜寐4小时，白天头部胀痛，时有胃胀，进食后胃脘胀痛明显，时有呃逆嗳气，平素大便1~2次/d，排便欠顺畅，舌淡红，苔白腻，脉弦。

病因病机分析：胃气上逆，扰动心神，心神不安。

中医诊断：不寐病。证型：胃气失和。

西医诊断：睡眠障碍。

治法：和胃导滞，调中安神。

治以背俞指针疗法：取背部膀胱经腧穴。心俞、脾俞、胃俞，配合点按足三里、内关、神门、百会、太阳、印堂等穴。

穴义：心俞、脾俞、胃俞为脏腑之气输注于背部的穴位。足三里为胃之合穴，取之可健脾和胃，宁心安神。心藏神，神门为心经原穴；内关为心包经之络穴，可调心神而安神定志。脑为元神之腑，百会、印堂、太阳可调理醒神，诸穴合用可安神利眠。

经指针疗法治疗 7 次，每日 1 次，患者诉胃胀等胃肠诸症明显减轻，睡眠转安，能较快入睡，易醒多梦明显改善，患者对治疗效果满意。

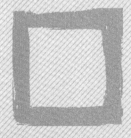

第二篇 小儿功能性胃肠病

中医外治法优化临床应用

功能性胃肠病是一组慢性或反复发作的、与心身因素相关的、消化道功能紊乱性非器质性疾病。这是以症状为诊断标准而非解释病理变化为基础的疾病，主要症状表现为厌食、恶心、呕吐、腹痛、腹胀、腹泻、便秘和食物通过困难等异质性消化道症状。小儿常见的功能性胃肠病包括周期性呕吐综合征、功能性恶心与功能性呕吐、功能性消化不良、肠易激综合征、腹型偏头痛、非特异性功能性腹痛、功能性便秘等。

　　临床上较为常见的小儿功能性胃肠病为功能性消化不良和功能性便秘。

第一章　小儿功能性消化不良

一、概　　述

　　小儿功能性消化不良是儿科常见的临床综合征，其主要表现为上腹部不适，疼痛，上腹饱胀，伴食欲不振，或恶心呕吐，因其常反复发作，使患儿身心健康及正常的生长发育受到影响。功能性消化不良在中医古籍中无特定的病名，相当于中医学"胃痞""胃脘痛"等范畴。

二、诊　　断

（一）疾病诊断

1. 中医诊断标准

　　参照《功能性消化不良中医诊疗专家共识意见（2017）》（中华中医药学会脾胃病分会）。

　　主要症状：食欲不振、早饱、腹胀、腹痛等。

　　次要症状：可兼恶心、呕吐、嗳气、大便酸臭或干结等。

2. 西医诊断标准

　　参照《功能性胃肠病罗马Ⅳ诊断标准》。

　　诊断标准：①符合以下标准中的一项或多项，a. 餐后饱胀不适；

b. 早饱感；c. 上腹痛；d. 上腹部烧灼感；②无可以解释上述症状的结构性疾病的证据（包括胃镜检查等），必须满足餐后不适或上腹痛综合征的诊断标准。

餐后不适综合征：必须满足以下至少一项，a. 餐后饱胀不适（严重到足以影响日常活动）；b. 早饱感（严重到足以影响日常活动），症状发作至少每周 3 日。以上诊断前症状出现至少 6 个月，近 3 个月符合诊断标准（注：经过适当评估，这些症状无法用其他疾病完全解释）。包括 2 个亚型：①餐后不适综合征。餐后饱胀或过早饱感，影响正常进食。②上腹疼痛综合征。上腹部疼痛，疼痛非全腹，不会在排便或排气后减轻。

（二）证候分型

参照《功能性消化不良中医诊疗专家共识意见（2017）》（中华中医药学会脾胃病分会）。

证候分型有：①脾虚气滞证；②肝胃不和证；③脾胃湿热证；④脾胃虚寒证。

三、中医外治方案

小儿具有"肝常有余，脾常不足""脏腑娇嫩，形气未充"的生理特点，五脏六腑发育尚未成熟，功能相对薄弱，小儿寒温不能自调，饮食不能自节，身体抵抗力较差，易外感六淫侵袭，内伤饮食。脾为后天之本，主运化水谷精微，为气血生化之源，小儿运化功能尚未健全，故易出现消化不良，加之喂养不当，饮食失节等导致肝旺脾虚，因此脾胃虚弱、肝胃不和是小儿功能性消化不良发病的主要病机，本病病位在脾胃，与肝密切相关。故功能性消化不良中医治疗以疏肝健脾、理气和胃为主。

1. 脾虚气滞证

胃脘痞闷或胀痛，不思乳食，纳呆，嗳气，疲乏，便溏，舌淡苔薄白，脉细弦。

治法：健脾和胃，理气消胀。

本证推荐中医外治方法：

（1）推拿疗法：补脾经，清肝经，泻胃经，揉板门，运八卦，按足三里，摩腹，捏脊，每次 20～30 分钟，每日 1 次，7～10 次为 1 个疗程。

（2）针刺疗法：取中脘、脾俞、足三里、内关等。每日 1 次，每次留针 20～30 分钟，7～10 次为 1 疗程。

1）穴义：中脘为胃之募穴，八会穴之腑会，是人体精气结聚的部位，为手太阳经、手少阳经、足少阳经、足阳明经、任脉之会（《甲乙经》），该穴正当胃部，有调理脾胃之气的作用，是治疗脾胃病的要穴。脾俞，是脾脏之气输注于背部膀胱经上的背俞穴，专治相应脏腑脾胃病症，《针灸大成》曰："主腹胀，引胸背痛，多食身瘦……善欠，不嗜食。"《灵枢》曰"合治内腑"，足三里为足阳明胃经的下合穴，专司胃腑病症，又是五输穴之合穴，五行属土，与脾胃相应，故为治疗脾胃病的主穴。内关，八脉交会穴之一，通阴维脉，《八脉交会八穴歌》曰："公孙冲脉胃心胸，内关阴维下总同"，为治疗脾胃病的重要穴位。

2）加减应用：心烦易怒、口苦者加足临泣、阳陵泉；胃脘部胀满、嗳气者加公孙、太冲；大便溏烂者加气海、天枢。

（3）穴位贴敷疗法：取足三里、中脘、神阙、膈俞、脾俞、胃俞等。每日 1 次，每次取 6～10 穴，7～10 次为 1 个疗程。

穴义：穴位贴敷选穴与针刺选穴原则大致相同，神阙即脐或气舍，是经脉系统中任脉上的重要穴位。中医学认为，脐与十二经脉相连，与脏腑相通，是先天之命蒂，故取之以补脏腑之虚以通脏腑之气。膈俞内应横膈，为上、中二焦升降之枢纽，关乎气机升降；脾俞、胃俞有健脾升清阳之功，脾升则胃气乃降。

（4）其他参考外治方法：耳穴压豆疗法。可选脾、胃、肝、神门等。隔日 1 次，5 次为 1 个疗程。

中药内服推荐：六君子汤，香砂六君子汤。

2. 肝胃不和证

胃脘胀满或疼痛，脘胁胀满，烦躁易怒，嗳气频作，呃逆，舌淡红，苔薄白，脉弦。

治法：疏肝理气，和胃降逆。

本证推荐中医外治方法：

（1）针刺疗法：取太冲、足三里、中脘、膻中、天突等。每日 1 次，每次留针 20～30 分钟，7～10 次为 1 个疗程。

1）穴义：太冲为足厥阴肝经的原穴，是肝脏原气经过和留止的部位，《灵枢·九针十二原》曰："五脏有疾也，当取之十二原。"针刺原穴能使原气通达，能疏肝和胃，调达肝气，从而发挥其维护正气、抗御病邪的作用。《灵枢》曰"合治内腑"，足三里为足阳明胃经的下合穴，专司胃腑病症，又是五输穴之合穴，五行属土，与脾胃相应，故为治疗脾胃病的主穴。中脘为胃之募穴，八会穴之腑会，是精气结聚的部位，又是手太阳经、手少阳经、足少阳经、足阳明经、任脉之会（《甲乙经》），该穴正当胃部，有调理脾胃之气的作用，是治疗胃病的要穴。膻中为心包之募穴，八会穴之气会，任脉、足太阴经、足少阳经、手太阳经、手少阳经交会穴（《针灸大成》），具有调理气机、行气活血之功，用之可治疗胃脘部胀痛。天突为阴维脉、任脉之会（《甲乙经》），与膻中合用主降气。

2）加减应用：心烦易怒、口苦者加足临泣、阳陵泉；胃脘部胀满、嗳气者加公孙、内关；不寐、梦魇者加印堂、百会；大便干结加内庭、天枢。

（2）推拿疗法：补脾经、泻胃经、清肝经、按足三里、摩腹、捏脊，每次 20～30 分钟，每日 1 次，7～10 次为 1 个疗程。

（3）穴位贴敷疗法：取足三里、中脘、膈俞、肝俞、脾俞等。每日 1 次，每次取 6～10 穴，7～10 次为 1 个疗程。

穴义：穴位贴敷选穴与针刺选穴原则大致相同，膈俞内应横膈，为上、中二焦升降之枢纽，有调理脾胃气机升降之功；肝俞，肝之经气输注于背部膀胱经的背俞穴，有疏肝理气的作用；脾俞有健脾升清阳之功，脾升则胃气乃降。

（4）其他参考外治方法：穴位点刺放血疗法。取四缝穴，常规消毒

后，用三棱针在穴位上快速点刺，挤压出黄色黏液或少许血液，每周 1
次，2 次为 1 个疗程。

中药内服推荐：①柴胡疏肝散；②逍遥散。

3. 脾胃湿热证

脘腹痞满或疼痛，口干或口苦，口干不欲饮水，厌食，或恶心呕吐，
小便短黄，舌红，苔黄厚腻，脉滑。

治法：清热化湿，理气和中。

本证推荐中医外治方法：

（1）推拿疗法：退六腑、清大肠，泻胃经、掐四横纹、摩腹、捏脊，
每次 20～30 分钟，每日 1 次，7～10 次为 1 个疗程。

穴义：退六腑、清大肠、泻胃经、掐四横纹合用可清热化湿除满；摩
腹可理气和中；捏脊可通调周身气血，舒畅气机，消积化滞。

（2）拔罐疗法：膀胱经上背俞穴，重点膈俞、脾俞、胃俞。隔日 1
次，5 次为 1 个疗程。

释义：拔罐疗法可激发膀胱经经气，刺激背俞穴，脾俞、肾俞为足太
阳膀胱经穴，分别为脾、肾之背俞穴，背俞穴可用于治疗相应的脏腑病证
及有关的组织器官病证，能起到调节脾胃运化功能、清热祛湿的作用。

（3）其他参考外治方法：

1）穴位贴敷疗法：取足三里、中脘、神阙、阴陵泉、脾俞、胃俞等。
每日 1 次，每次取 6～10 穴，7～10 次为 1 个疗程。

2）针刺疗法：取中脘、足三里、曲池、阴陵泉等。每日 1 次，每次
留针 20～30 分钟，7～10 次为 1 个疗程。

穴义：中脘为胃之募穴，八会穴之腑会，是精气结聚的部位，又是手
太阳经、手少阳经、足少阳经、足阳明经、任脉之会（《甲乙经》），该穴
正当胃部，有调理脾胃之气的作用，是治疗胃病的要穴。足三里为足阳明
胃经的下合穴，专司胃腑病症，又是五输穴之合穴，五行属土，与脾胃相
应，故为治疗脾胃病的主穴。曲池乃大肠经的合穴，具有清热的作用，阴
陵泉为脾经合穴，能健脾化湿，曲池与阴陵泉合用可清热化湿。加减应

用：大便不爽者加天枢、大肠俞；口舌生疮者加大陵、内庭。

中药内服推荐：①黄连温胆汤加减；②柴平煎加减。

4. 脾胃虚寒证

胃脘隐痛或痞满，喜温喜按，泛吐清水，见食不贪或纳呆，疲乏，手足不温，便溏，舌淡，苔白，脉细弱。

治法：健脾和胃，温中散寒。

本证推荐中医外治法：

(1) 穴位贴敷疗法：取中脘、关元、神阙、足三里、脾俞等。每日 1 次，每次取 6~10 穴，7~10 次为 1 个疗程。

穴义：中脘为胃之募穴，八会穴之腑会，是精气结聚的部位，又是手太阳经、手少阳经、足少阳经、足阳明经、任脉之会（《甲乙经》），该穴正当胃部，有调理脾胃之气的作用，是治疗胃病的要穴。关元是任脉上的穴位，小肠募穴，任脉与足三阴经的交会穴，具有培补元气，调补脾胃的作用；神阙，任脉穴，具有培元固本、回阳救脱、和胃理肠之效。《灵枢》曰"合治内腑"，足三里为足阳明胃经的下合穴，专司胃腑病症，又是五输穴之合穴，五行属土，与脾胃相应，故为治疗脾胃病的主穴。脾俞，是脾脏之气输注于背部膀胱经上的背俞穴，专治相应脏腑脾胃病症，《针灸大成》曰："主腹胀，引胸背痛，多食身瘦……善欠，不嗜食。"

(2) 推拿疗法：补脾经、补胃经、按足三里、摩腹、搓擦督脉、捏脊，每次 20~30 分钟，每日 1 次，7~10 次为 1 个疗程。

穴义：补脾经、补胃经、按揉足三里、摩腹合用可健脾益气，温中补虚；搓擦督脉、捏脊可通调周身气血，舒畅气机，温阳补虚。

(3) 其他参考外治方法：

1) 灸法：温和灸神阙、关元等穴，每日 1 次，每次 15~20 分钟，7~10 次为 1 个疗程。

2) 针刺疗法：取中脘、足三里、脾俞、关元等。每日 1 次，每次留针 20~30 分钟，7~10 次为 1 个疗程。

中药内服推荐：①理中汤；②黄芪建中汤。

四、医案分享

李某，男，8岁。患儿家长代诉患儿见食不贪、上腹胀满半年余。患儿近半年来不思进食，每餐稍食即饱，上腹部胀满，饭后饱嗝频繁，嗳气，喜俯卧，解便稀烂或便溏，日行2～3次，小便可，舌淡红，苔薄白，脉细弦。就诊时查体：神志清，精神一般，形体偏瘦，面色微黄，心肺听诊（－），腹部鼓胀稍硬，无压痛、反跳痛。

病因病机分析：脾胃素虚，积滞日久，气机不畅，痞满乃成。

中医诊断：痞满证型，脾虚气滞证。

西医诊断：功能性消化不良。

治法：健脾和胃，理气消胀。

治疗：予针刺中脘、脾俞、足三里、内关、膈俞、太冲等，每日1次，不留针。针刺后予温胃散穴位贴敷足三里、中脘、神阙、膈俞、脾俞、胃俞等。

穴义：中脘为胃之募穴，八会穴之腑会，是人体精气结聚的部位，又是手太阳经、手少阳经、足少阳经、足阳明经、任脉之会（《甲乙经》），该穴正当胃部，有调理脾胃之气的作用，是治疗脾胃病的要穴。脾俞，是脾脏之气输注于背部膀胱经上的背俞穴，专治相应脏腑脾胃病症，《针灸大成》曰："主腹胀，引胸背痛，多食身瘦……善欠，不嗜食。"《灵枢》曰"合治内腑"，足三里为足阳明胃经的下合穴，专司胃腑病症，又是五输穴之合穴，五行属土，与脾胃相应，故为治疗脾胃病的主穴。内关，八脉交会穴之一，通阴维脉，《八脉交会八穴歌》曰："公孙冲脉胃心胸，内关阴维下总同"，专用于治疗脾胃病的穴位。膈俞内应横膈，为上、中二焦升降之枢纽，调节气机升降；太冲属肝经原穴，具有宽胸消痞的作用；神阙即脐或气舍，是经脉系统中任脉上的重要穴位。中医学认为，脐与十二经脉相连，与脏腑相通，是先天之命蒂，故取之以补脏腑之虚以通脏腑之气。脾俞、胃俞合用则脾升胃降，痞满自消。

治疗经过：每日 1 次。连续治疗 1 周后复诊，患儿家长诉效果显著，患儿已自主进食，打嗝症状消失，大便成形，日行 1 次。继续巩固治疗 1 周，嘱患儿家长注意喂养需营养丰富、荤素搭配均衡，避免过食生冷食物。3 个月后随访，症状未见反复。

第二章　小儿功能性便秘

一、概　　述

功能性便秘是指以排便次数减少、粪便量减少、粪便干结、排便费力，病程至少 6 个月以上等为症状，并排除肠道器质性疾病所致的胃肠道疾病，又称习惯性便秘或单纯性便秘，是儿科临床较常见的疾病之一。严重者可致肛裂、痔或直肠脱垂，严重影响小儿的生长发育。

二、诊　　断

（一）疾病诊断

1. 中医诊断标准

参照《便秘中医诊疗专家共识意见》（中华中医药学会脾胃病分会，2017）。

主要症状：大便干燥坚硬、秘结不通、排便次数减少、间隔时间延长，或虽便意频而排出困难的一种病症。粪便在肠内滞留过久，大便秘结，排便周期延长；或周期不长，粪质干结，排出艰难；或粪质不硬，虽有便意，便而不畅。

次要症状：可兼食欲不振、烦躁易怒、脘腹胀痛、肛裂及排便带血等症。

2. 西医诊断标准

参考《功能性胃肠病罗马Ⅳ诊断标准》。

（1）新生儿至 4 岁幼儿，至少出现以下 2 条症状，且长达 1 个月。①每周排便 2 次或小于 2 次；②在自己能控制排便后每周至少有 1 次失禁发作；③有大便潴留病史；④有排便疼痛和费力史；⑤直肠内存在大量粪便团块；⑥粪便的最大直径曾堵塞过厕所；伴发症状包括易激惹、食欲下降和/或早饱。随着大量粪便排出，伴随症状可很快消失。

（2）年龄至少为 4 岁儿童，必须满足以下 2 条或更多，且不符合肠易激综合征（IBS）的诊断标准：①每周排便≤2 次；②每周至少有 1 次大便失禁；③有保持强迫体位或过度意念克制致粪便潴留史；④有排便疼痛或困难病史；⑤直肠内存在大粪块；⑥大块粪便曾堵塞厕所管道病史。确诊前至少 2 个月满足上述标准，并且每周发作至少 1 次。

（二）证候分型

参照《便秘中医诊疗专家共识意见》（中华中医药学会脾胃病分会，2017），国家中医药管理局慢传输型便秘中医临床路径、诊疗方案。

证候分型有：①食积便秘；②燥热便秘；③气虚便秘。

三、中医外治方案

古代医家对便秘的病因病机已有较深刻的认识，《诸病源候论·大便不通候》认为："小儿大便不通者，脏腑有热，乘于大肠故也。"现代许多医家认为小儿喂养不当，饮食不节，乳食积于肠道，导致气机郁滞，肺气不达，气壅大肠，出入之气机不利；或过食辛热之品，燥热内结，耗伤肠道津液，大便秘结于内；或小儿先天禀赋不足，脏腑娇嫩，易生他病导致气虚传导无力而形成本病。因此本病病位在大肠，与其他脏腑密切相关，基本病机为乳食积滞、燥热内结、气虚传导无力。

1. 食积便秘

大便干结酸臭，厌食或拒食，烦躁易怒，不思乳食，甚至呕吐，手心热，足心热，舌淡红或红，苔白厚或黄厚，脉弦滑或指纹紫。

治法：健脾和胃，消积导滞。

本证推荐中医外治方法：

（1）针刺疗法：取天枢、大肠俞、上巨虚、支沟、照海等，每日1次，每次留针20～30分钟，7～10次为1个疗程。

1）穴义：便秘病位在大肠，故取天枢与大肠俞同用属俞募配穴，再加大肠下合穴上巨虚"合治内腑"（《灵枢·邪气脏腑病形》），三穴共用，通调大肠腑气，消积导滞；支沟配照海乃治疗便秘之经验用穴，支沟属三焦经经穴，可调理三焦气机以通腑气，照海养阴以增液行舟。

2）加减应用：腹痛者加梁丘、合谷；食欲不振者加脾俞、胃俞；食积发热者加曲池、合谷；烦躁不安者加内庭、太冲。

（2）推拿疗法：揉板门、清大肠、泻胃经、退六腑、按揉足三里、揉龟尾、推下七节骨、摩腹、捏脊。每日1次，每次20～30分钟，7～10次为1个疗程。

穴义：揉板门、泻胃经、清大肠、退六腑乃清胃肠之积，退大肠之滞；按揉足三里可健脾益气；揉龟尾、推下七节骨、摩腹可健运肠道，理气消积；捏脊可通调周身脏腑气血，消积导滞，润肠通便。

（3）其他参考外治方法：

1）穴位点刺放血疗法：取四缝穴，常规消毒后，用三棱针在穴位上快速点刺，挤压出黄色黏液或少许血液，每周1次，2次为1个疗程。

2）耳穴压豆疗法：便秘点、直肠下段、大肠、皮质下等，隔日1次，5次为1个疗程。

内服中药推荐：保和丸合四君子汤。

2. 燥热便秘

大便干结如栗，腹部胀满，按之作痛，便时肛门疼痛，小便短赤，口干或口臭，舌红苔黄燥，脉滑实或指纹紫滞。

治法：清热通腑，行气润肠。

本证推荐中医外治方法：

（1）推拿疗法：清大肠，清六腑，清胃，揉天枢，摩腹，推下七节骨，揉龟尾，每日1次，每次20～30分钟，7～10次为1个疗程。

穴义：清大肠、清胃、退六腑乃清中、下焦胃肠燥热，导大肠积滞，揉天枢、摩腹、推下七节骨、揉龟尾可通调大肠、理气消滞、泻热通便。

（2）针刺疗法：取天枢、大肠俞、上巨虚、曲池、合谷等，每日1次，每次留针30分钟，7～10次为1个疗程。

1）穴义：便秘病位在大肠，故取大肠募穴天枢与大肠俞合用属俞募配穴，再加上大肠下合穴上巨虚"合治内腑"（《灵枢·邪气脏腑病形》），三穴共用，可通调大肠腑气；合谷是大肠经经穴，也是大肠经原穴，长于清泻阳明之郁热，通腑泻热，曲池属大肠经合穴，五行属土，可清泻阳明，清利湿热，调理大肠气血，调节大肠功能，治疗热壅大肠，肠腑传导失职之便秘，与合谷合用，具有清大肠之燥热，通大肠之腑气的作用。

2）加减应用：烦躁不安者加太冲、神门；呕吐拒食者加梁丘、内关；口干口苦者加行间、内庭。

（3）其他参考外治方法：

1）拔罐疗法：膀胱经上背俞穴，重点肺俞、膈俞、胃俞、大肠俞。隔日1次，5次为1个疗程。

2）穴位点刺放血疗法：取四缝穴，常规消毒后，用三棱针在穴位上快速点刺，挤压出黄色黏液或少许血液，每周1次，2次为1个疗程。

3）穴位贴敷疗法：取脾俞、大肠俞、神阙、中脘、天枢、阴陵泉等，每日1次，每次取6～10穴，7～10次为1个疗程。

内服中药推荐：麻子仁丸，枳实导滞丸。

3. 气虚便秘

虽有便意但无力排出，大便或质软，临厕努挣则汗出气短，便后神疲，面色苍白，不思进食，舌淡苔薄，脉弱或指纹淡红。

治法：健脾益气，润肠通便。

本证推荐中医外治方法：

（1）穴位贴敷：取天枢、大肠俞、气海、关元、足三里等。每日1次，每次取6～10穴，7～10次为1个疗程。

1）穴义：天枢、大肠俞属俞募配穴，共用可通调大肠腑气；《针灸资生经》曰："气海者，盖人之元气所生也。"气海配关元以培补元阳，补中益气；脾胃乃气血生化之源，取足三里可健脾益胃以生气血，气血旺则便秘自通。

2）加减应用：见食不贪者加脾俞、中脘；汗出者加合谷、三阴交；脱肛者加百会、长强。

（2）推拿疗法：补脾经，清大肠经，按揉足三里，按揉胃俞、脾俞、肾俞，摩腹，捏脊，每日1次，每次20～30分钟，7～10次为1个疗程。

穴义：补脾经、按揉足三里、脾俞、胃俞、肾俞，可健脾益气，温中补虚，摩腹治疗可健运脾胃、消积化滞；捏脊可通调周身脏腑气血，润肠通便。

（3）其他参考外治方法：灸法。取神阙、气海，温和灸，每日1次，每次15～20分钟，7～10次为1个疗程。

内服中药推荐：黄芪汤，四君子汤合增液汤。

四、医案分享

王某，男，2岁8个月。患儿家长代诉大便干结2年余。患儿自添加辅食后出现大便排便困难，数日1行，便质干硬，前半段如羊屎，偶见带血，每次排便时患儿怒争哭闹。曾口服益生菌类药物，效果不明显，数日未排便时需予开塞露塞肛助排便。口臭，入寐困难，小便短赤，舌红苔黄腻，指纹紫滞。

病因病机分析：素体燥热，耗伤肠道津液，大便燥结艰涩。

中医诊断：便秘证型，大肠燥热。

西医诊断：功能性便秘。

治法：清热通腑，行气润肠。

治疗：予小儿推拿疗法，清大肠，清胃，退六腑，揉天枢，摩腹，推下七节骨，揉龟尾，每日 1 次，每次 20~30 分钟。后予通便方穴位贴敷神阙、中脘、天枢、大肠俞、上巨虚，每日 1 次。

穴义：清大肠、清胃、退六腑乃清中、下焦胃肠燥热，导大肠积滞，揉天枢、摩腹、推下七节骨、揉龟尾可通调大肠、理气消滞，泻热通便。神阙、中脘可通调上焦、中焦气机，大肠募穴天枢与大肠俞合用属俞募配穴，再加大肠下合穴上巨虚以"合治内腑"（《灵枢·邪气脏腑病形》），三穴共用，可通调大肠腑气、消积导滞。

治疗过程：每日 1 次，1 个疗程后患儿能自主排便，但便质仍较干结。继续予推拿 1 个疗程，并嘱家长多予蔬菜、水果及杂粮，减少肉食，减少配方奶量，少食煎炸食品。2 个疗程后复诊，患儿能自主排便，日行 1 次或隔日 1 次，便质较软，继续予推拿 1 个疗程巩固疗效，并嘱家长坚持荤素搭配均衡，若患儿舌苔渐厚或便质干结需门诊继续治疗。

图书在版编目（ＣＩＰ）数据

常见脾胃病中医外治法 / 梁谊深，周晓玲主编. — 长沙：
湖南科学技术出版社，2022.7
ISBN 978-7-5710-1638-8

Ⅰ．①常… Ⅱ．①梁… ②周… Ⅲ．①脾胃病—中医治
疗法—外治法 Ⅳ．①R256.3

中国版本图书馆 CIP 数据核字(2022)第 112085 号

CHANGJIAN PI WEI BING ZHONGYI WAIZHIFA

常见脾胃病中医外治法

主　　编：梁谊深　周晓玲
出 版 人：潘晓山
责任编辑：杨　颖
出版发行：湖南科学技术出版社
社　　址：长沙市芙蓉中路一段 416 号泊富国际金融中心
网　　址：http://www.hnstp.com
湖南科学技术出版社天猫旗舰店网址：
　　　　http://hnkjcbs.tmall.com
邮购联系：0731-84375808
印　　刷：长沙沐阳印刷有限公司
　　　　（印装质量问题请直接与本厂联系）
厂　　址：长沙市开福区陡岭支路 40 号
邮　　编：410003
版　　次：2022 年 7 月第 1 版
印　　次：2022 年 7 月第 1 次印刷
开　　本：710mm×1000mm　1/16
印　　张：13
字　　数：181 千字
书　　号：ISBN 978-7-5710-1638-8
定　　价：58.00 元